故　市川 銀一郎　先生

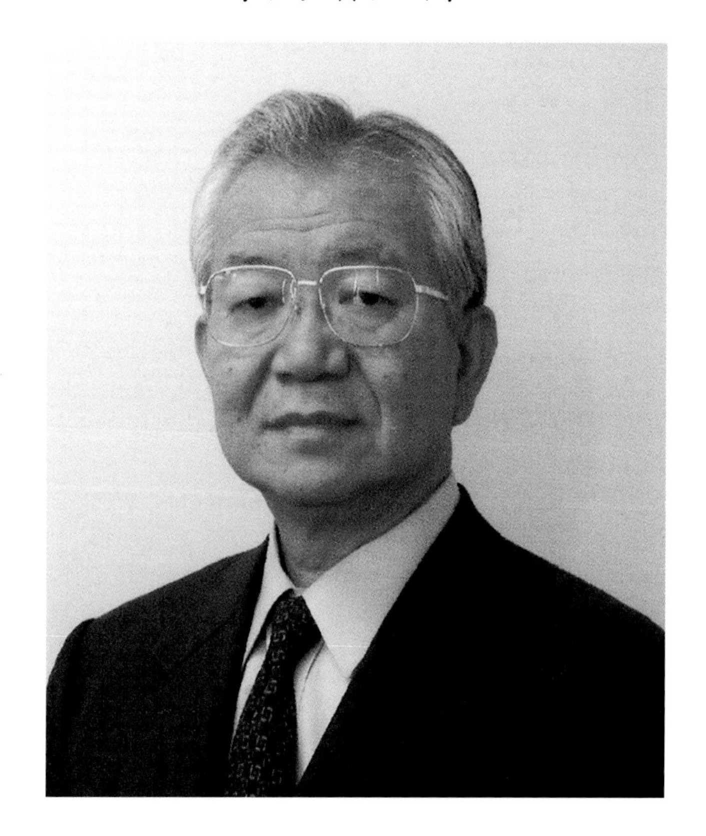

〈ご略歴〉

1965 年　順天堂大学卒業

1970 年　順天堂大学大学院修了

1974 年　順天堂大学医学部耳鼻咽喉科，専任講師

1984 年　順天堂大学医学部耳鼻咽喉科，助教授

1990 年　順天堂大学医学部耳鼻咽喉科，主任教授

2003 年　順天堂大学医学部耳鼻咽喉科，名誉教授

故　市川銀一郎先生を偲ぶ

京都大学名誉教授
本庄　巖

本年5月3日，本誌ENTONIの編集主幹を長く務められた市川銀一郎先生が逝去された．いつも笑顔で穏やかな先生のご冥福を祈りつつ，思い出を記して先生を偲びたい．

聴覚生理がご専門の先生と私とは専門分野が違い，最初はあまりお付き合いがなかった．しかし学会の仕事などでご一緒する機会がふえ，特にこの十数年ほどは本誌の編集で年に何度か親しくお会いしており，先生との思い出は尽きない．

日本耳鼻咽喉科学会の専門医試験では，お互いに責任者として終日会場でご一緒に作業をし，また言語聴覚士の試験委員としても何年かご一緒であった．その間，先生はいつも穏やかな対応で，せっかちな私は助けられることが多かった．また耳鼻臨床学会の常任運営委員としても毎年，京都までお出で下さり，適切なご助言をいただいていた．

先生ご夫妻とご一緒した楽しい思い出も尽きない．日中耳鼻科学会を作るきっかけになればとご一緒に出かけた北京では，予定された人民大会堂が政府の会議で急遽使えなくなり，北京飯店などの主要なホテルに予約した人は，問答無用で追い出されるという珍事に遭遇した．辺鄙な場所に変更された学会に出席した結果，当初の目的はあきらめ，代わって万里の長城や天壇，瑠璃廠など，私たちは北京の観光に精を出した．夜は北京ダックの専門店で，番号付きのダックを賞味した．北京の街は活気に満ちており，中国の発展がはじまろうとする頃だった．また数年前の関門での耳鼻臨床学会では，奥様運転のレンタカーでトンネルを抜けて下関側に渡り，唐戸市場二階の回転寿司で新鮮なお寿司をご馳走になった．

私とENTONIとの関わりは，市川先生のお誘いによる．新しい耳鼻科の月刊誌を創刊するので，編集主幹として一緒にやりませんかというお誘いであった．当時私は別の雑誌の主幹も務めていたので迷いがあったが，市川先生の熱心なお誘いに応じることにした．最初の会議では編集方針として，実地医家にその日から役立つ情報を提供し，前置きの解剖生理などは省くことで意見が一致した．この方針は本誌が読者の先生方に愛されて今日に至った要因の一つと思っている．また一番重要な雑誌名を考える際には，市川先生の案であるENTONIに問題なく決まった．これは耳鼻科のENTと，人たちという複数形を示すONIを加えたイタリア語の造語である旨，市川先生から説明された．ダビテ像の表紙も清新な感じに出来上って喜んだ．編集会議では，幸い耳がご専門の市川先生と，口腔咽頭なども専門にする私とが良いコンビとなってスムースに運び，後半では市川先生の日耳鼻学会理事長としての大局的なご意見も大変参考になり，良い編集ができたと思っている．

本誌のためにも，日本の耳鼻科学会のためにも，バランス感覚に優れた先生が，もう少しお元気でいて下されぱと思うこと切なるものがある．本誌は創設当時の我々の手を離れたが，更なる発展を泉下の市川先生と共に祈りたい．

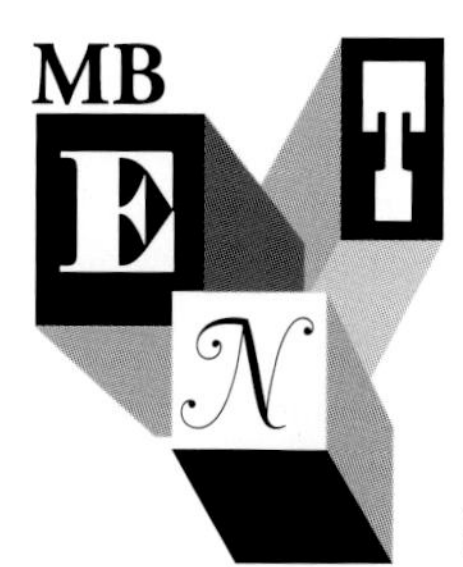

編集企画にあたって……

この巻頭言を書いている今，日本は新型コロナ禍の真っ最中である．未知のウイルスに挑む医学の進歩はすさまじく，新たな診断・治療技術が続々と開発され，プレプリントの論文が現場で活かされている．我々医師は常に新しいチャレンジにであい，それに立ち向かっていく．

そして耳鼻咽喉科の中にも新しい医療，最新の診断・治療技術に挑んでいる医師達がいることを覚えておいて欲しい．ここに集まった総説は，新しい発想から生まれ，さらにこれからの耳鼻咽喉科の進歩を担う研究ばかりである．各執筆者には，様々な切り口から耳鼻咽喉科で使える新しい技術について最新の知見を述べていただいた．これが，本稿を読む若手医師にとって将来への道しるべとなってくれれば幸いである．

2020 年 6 月

池園哲郎

KEY WORDS INDEX

和文

欧文

WRITERS FILE ライターズファイル（50音順）

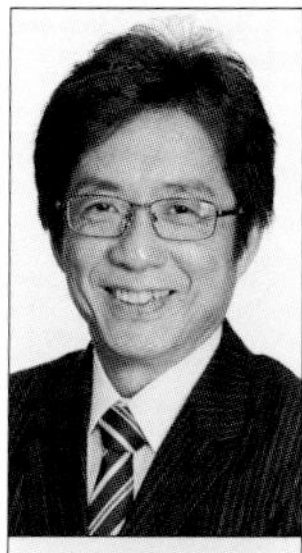

池園　哲郎
（いけぞの　てつお）

1988年　日本医科大学卒業
1992年　同大学大学院修了
　　　　米国National Institutes of Health,Visiting Fellow
1995年　日本医科大学耳鼻咽喉科，助手
1996年　伊勢崎市民病院耳鼻咽喉科，医長
2000年　日本医科大学耳鼻咽喉科，講師
2007年　同，准教授
2011年　埼玉医科大学耳鼻咽喉科，教授
2018年　同大学病院，副院長

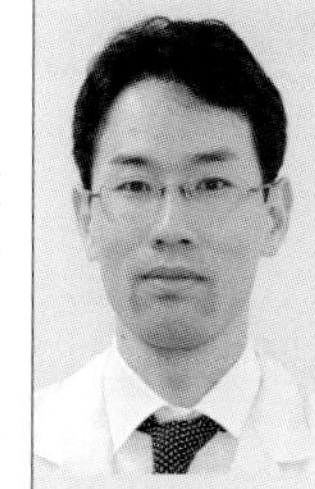

讃岐　徹治
（さぬき　てつじ）

1995年　愛媛大学卒業
　　　　同大学耳鼻咽喉科入局
2001年　同大学大学院修了
　　　　同大学耳鼻咽喉科，助手
2001～03年　米国ワシントン大学耳鼻咽喉科・頭頸部外科研究員
2003年　一色クリニック・京都ボイスサージセンター
2006年　熊本大学耳鼻咽喉科・頭頸部外科，助教
2017年　名古屋市立大学大学院医学研究科耳鼻咽喉・頭頸部外科，講師
2020年　同，准教授

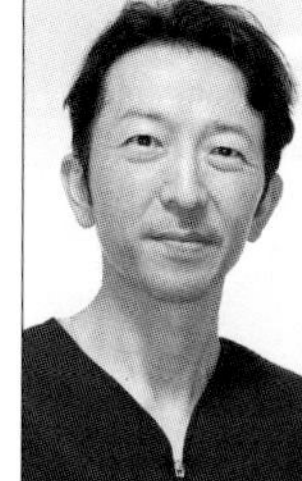

野村　研一郎
（のむら　けんいちろう）

2001年　旭川医科大学卒業
　　　　同大学耳鼻咽喉科入局
2002～06年　同大学関連病院で研修
2008～10年　米国ヴァンダービルト大学留学
2012年　旭川医科大学耳鼻咽喉科，助教
2016年　同大学内講師
2019年12月　のむらひふ科耳鼻咽喉科甲状腺クリニック，院長／旭川医科大学，臨床指導准教授

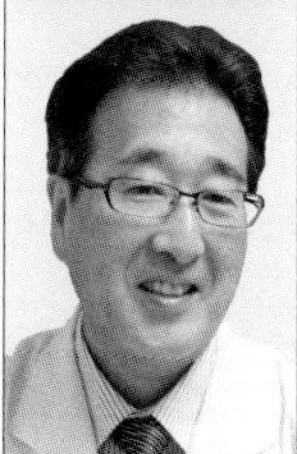

岩崎　聡
（いわさき　さとし）

1986年　三重大学卒業
　　　　浜松医科大学耳鼻咽喉科入局
1998年　米国ハウス耳科学研究所留学
2000年　浜松医科大学耳鼻咽喉科，講師
2010年　信州大学人工聴覚器学講座，教授
2013年　国際医療福祉大学三田病院耳鼻咽喉科，教授

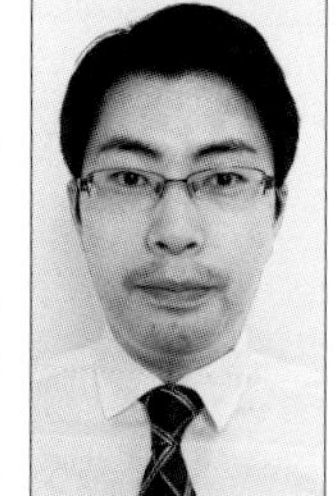

新藤　晋
（しんどう　すすむ）

1998年　日本医科大学卒業
　　　　同大学耳鼻咽喉科入局
2000年　海老名総合病院耳鼻咽喉科
2002年　日本医科大学耳鼻咽喉科，助手(後に助教)
2011年　埼玉医科大学耳鼻咽喉科・神経耳科，講師

宮崎　日出海
（みやざき　ひでみ）

1993年　東京慈恵会医科大学卒業
　　　　同大学耳鼻咽喉科学教室入局
2004～05年　マルセイユ大学(フランス)耳鼻咽喉科，グルッポ・オトロジコ(イタリア)，コペンハーゲン大学(デンマーク)耳鼻咽喉科・頭頸部外科，臨床フェロー
2007年　国家公務員共済組合連合会東京共済病院耳鼻咽喉科，部長
2012年　コースイヤークリニック(フランス)神経耳科手術部門，客員顧問
　　　　コペンハーゲン大学耳鼻咽喉科・頭頸部外科，客員教授
2015年　東京女子医科大学東医療センター耳鼻咽喉科，客員教授
2018年11月～　耳鼻咽喉科・小児耳鼻咽喉科宮崎クリニック，院長

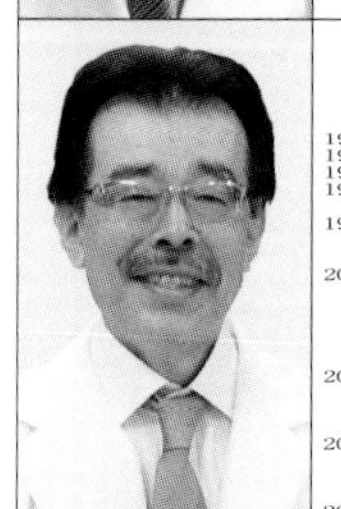

金丸　眞一
（かねまる　しんいち）

1988年　京都大学卒業
1989年　同大学大学病院耳鼻咽喉科
1990年　大阪赤十字病院耳鼻咽喉科
1992年　医学研究所北野病院耳鼻咽喉科
1998年　京都大学大学院医学研究科耳鼻咽喉科・頭頸部外科，助手
2005年　University College of London, London Tissue Repair and Engineering Center 留学
　　　　京都大学大学院医学研究科耳鼻咽喉科・頭頸部外科，講師
2009年　京都大学大学院医学研究科，臨床教授
　　　　医学研究所北野病院耳鼻咽喉科・頭頸部外科，部長
2012年　先端医療振興財団臨床研究情報センター上席研究員
　　　　医学研究所北野病院耳鼻咽喉科・頭頸部外科，主任部長
2020年　同病院難聴・鼓膜再生センター長(兼任)

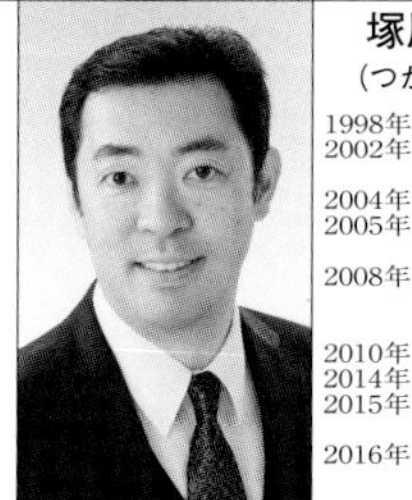

塚原　清彰
（つかはら　きよあき）

1998年　東京医科大学卒業
2002年　同大学大学院修了(医学博士)
2004年　癌研附属病院頭頸科
2005年　がん研有明病院(名称変更)頭頸科
2008年　東京医科大学八王子医療センター耳鼻咽喉科頭頸部外科，助手
2010年　同，講師
2014年　同，准教授
2015年　同大学耳鼻咽喉科学分野，主任教授
2016年　同大学耳鼻咽喉科・頭頸部外科学分野，主任教授

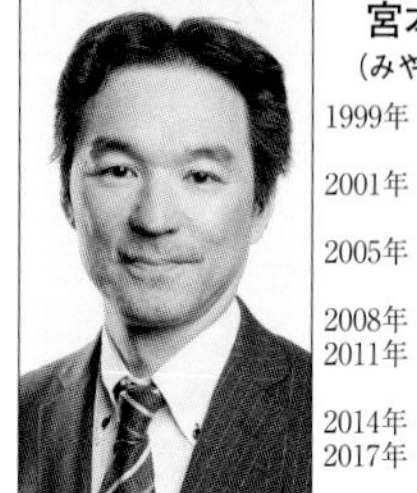

宮本　真
（みやもと　まこと）

1999年　関西医科大学卒業
　　　　同大学耳鼻咽喉科入局
2001年　済生会野江病院耳鼻咽喉科
2005年　関西医科大学耳鼻咽喉科
2008年　東京ボイスセンター
2011年　関西医科大学耳鼻咽喉科，助教
2014年　同，診療講師
2017年　杏林大学医学部耳鼻咽喉科学教室

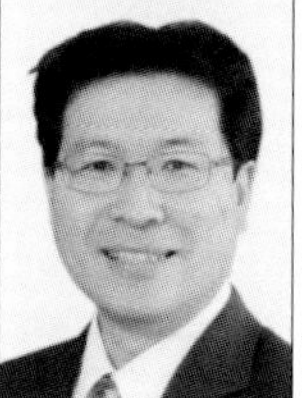

小林　正佳
（こばやし　まさよし）

1994年　三重大学卒業
　　　　同大学耳鼻咽喉科入局
2000年　同大学大学院医学研究科修了(医学博士)
　　　　同大学医学部耳鼻咽喉科，助手
2004～06年　米国バージニア州立大学医学部耳鼻咽喉科，臨床助教(併任)
2006年　同大学医学部生理学，助教(併任)
2007年　三重大学医学部附属病院耳鼻咽喉・頭頸部外科，講師
2011年　同大学大学院医学系研究科耳鼻咽喉・頭頸部外科，准教授

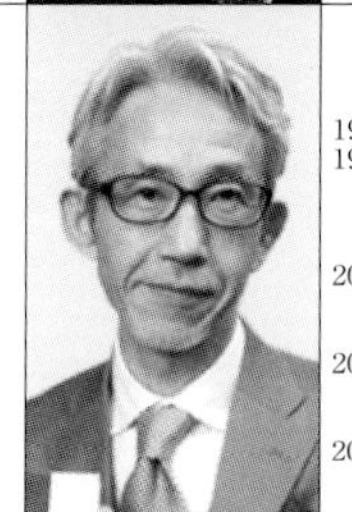

中川　隆之
（なかがわ　たかゆき）

1989年　大阪市立大学卒業
1995年　同大学大学院修了(医学博士)
　　　　淀川キリスト教病院，医長
2001年　京都大学医学部附属病院耳鼻咽喉科・頭頸部外科，助教
2008年　同大学大学院医学研究科耳鼻咽喉科・頭頸部外科，講師
2019年　同，研究員
　　　　京都みみはな短期滞在手術センター

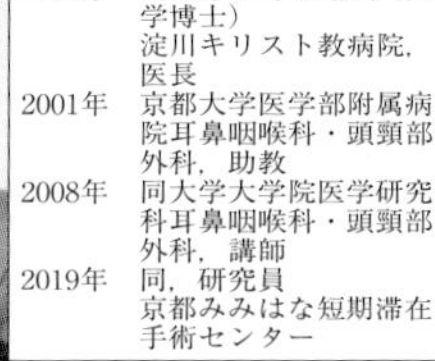

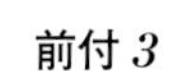

CONTENTS 耳鼻咽喉科診療の新しいテクノロジー

編集企画／池園哲郎
埼玉医科大学教授

Monthly Book ENTONI　No. 247/2020. 7　目次
編集主幹／小林俊光

【ENTONI®（エントーニ）】
ENTONIとは「ENT」（英語のear, nose and throat：耳鼻咽喉科）にイタリア語の接尾辞 ONE の複数形を表す ONI をつけ，耳鼻咽喉科領域を専門とする人々を示す造語.

MB ENT, 247：1-8, 2020

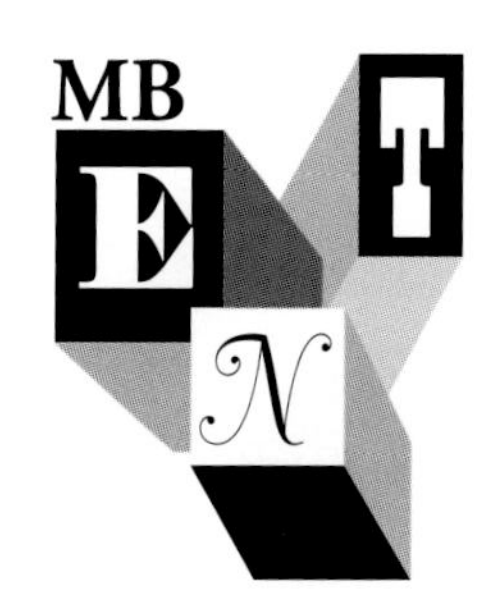

◆特集・耳鼻咽喉科診療の新しいテクノロジー

ビデオヘッドインパルス検査(vHIT)

新藤　晋*

Abstract　ビデオヘッドインパルス検査(video Head Impulse Test：以下, vHIT)は2009年に誕生した新しい半規管機能検査である. vHITは半規管機能検査として広く行われている温度刺激検査と比べて, 短時間に検査が可能, 経時的な半規管機能の変化が捉えやすい, スペースを取らない, 刺激が生理的, すべての半規管機能を評価可能, 外・中耳の形態異常の影響を受けない, 検査に伴う不快感が少ないなど, 数多くの利点を有しており, これからめまい診療の常識を大きく変え得る検査の1つである. 一方で, vHITは検査手技が難しく, 適切に検査・評価を行うためには数多くのpit & fallsがある. 本稿では, vHITの開発までの経緯, vHITの特徴, vHITを行ううえでの留意点などにつき解説する.

Key words　ビデオヘッドインパルス検査(video Head Impulse Test), 半規管機能検査(test of the semicircular canal function), 温度刺激検査(caloric test), 前庭動眼反射(vestibular ocular reflex), キャッチアップサッケード(catch up saccade)

はじめに

ビデオヘッドインパルス検査(video Head Impulse Test：以下, vHIT)は2009年に誕生した新しい半規管機能検査である[1]. 現在, 日本において半規管機能検査といえば温度刺激検査(カロリックテスト)が主流であるが, vHITは温度刺激検査と比べて, 短時間, 省スペース, 刺激が生理的, すべての半規管機能を評価可能, 外・中耳の形態異常の影響を受けない, 検査に伴う不快感が少ないなど, 数多くの利点を有しており[2], 今後めまい診療の形を変え得る検査の1つである.

vHIT開発の経緯

vHITとはHead Impulse Test(HIT)中の眼球運動と頭部運動をビデオカメラや加速度センサーを用いて記録, 解析して行う検査のことである. vHIT開発の経緯を理解するには, まずHITについて理解する必要がある.

HITはHalmagyiとCurthoysが1988年に発表した前庭動眼反射(VOR)と衝動性眼球運動(catch up saccade：以下, CUS)の潜時の差を利用した半規管機能検査である[3]. HITの手技は, まず検者は被検者と正対するように座り, 被検者に検者の鼻先を見続けるよう指示する. 次に, 検者は被検者の側頭部を両手でしっかり把持し, 速く・小さく回転させる(10回程度). VORは約10 msecと短い潜時で生じるため, 健常者にHITを行うと視標(鼻先)を見続けることができる. 一方, 半規管機能低下例の患側方向にHITを行うと, VORが十分働かないため視標を見続けることができず, 代償性にCUSが出現する. CUSは被検者の頭が素早く動いている時には肉眼で見ることができないが, CUSの潜時の多くは150～200 msecとVORよりかなり遅いため, 回転刺激を素早く終了させてCUSが出現する前に被検者の頭部を静止させれば, 検者はCUSを肉眼で観察することができる. HITは左右3回ずつ検査を行い, 2回

* Shindo Susumu, 〒350-0495　埼玉県入間郡毛呂山町毛呂本郷38　埼玉医科大学耳鼻咽喉科・神経耳科, 講師

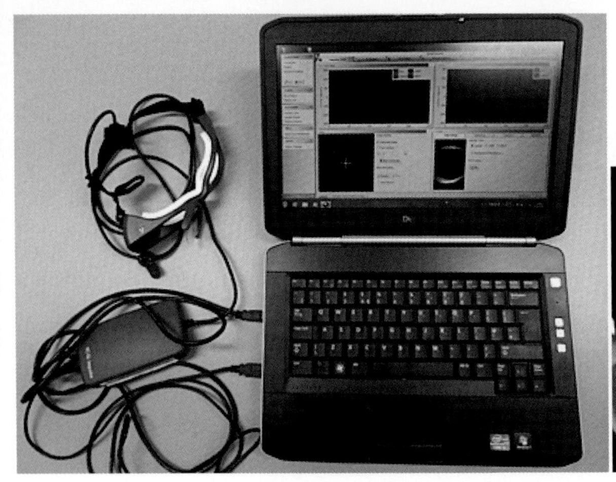

a．検査装置一式

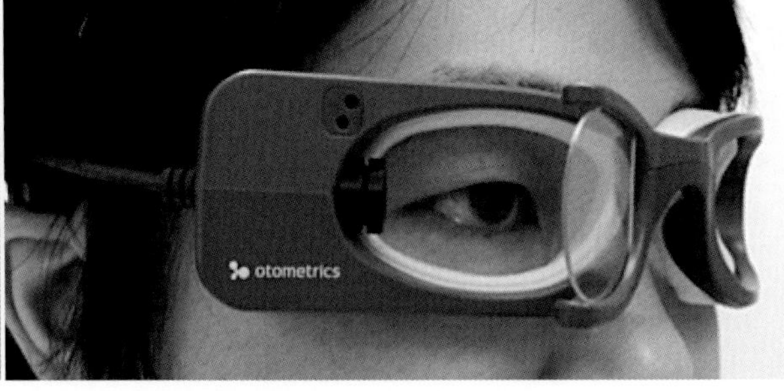

b．被検者にゴーグルを装着したところ

図 1. vHIT

以上CUSを認めた側を半規管機能低下と判定する．HITの優れている点は装置や器具を一切使用せず，いつでもどこでも施行可能で，かつ検査時間が約20秒と短いことである．海外では急性めまいのスクリーニング検査としてHITが広く行われており[4)5)]，近年では日本でも救急外来を中心に普及しつつある．

ただし，HITはCUSの判定が検者の主観に委ねられており，また一部の患者のCUSは潜時が速く頭部回転中にCUSが出現するので肉眼では見ることができない．ちなみに肉眼で見えるCUSはovert catch up saccade(OCUS，overtとは目に見えるの意)，肉眼では見えないCUSはcovert catch up saccade(CCUS，covertとは目に見えないの意)と呼ばれている．サーチコイルを使用した研究により，最初の論文が発表された1988年当時からCCUSの存在はわかっていたが，サーチコイルは費用や侵襲の面の問題があり，日常臨床への利用は困難であった．そこで，侵襲の少ないビデオカメラを用いた定量的HITの研究が1990年頃から20年近く行われ，2009年にvHITが発表された[1)]．

vHIT用検査装置の種類と日本における医療機器認証の状況

vHITはVORとCUSを詳細に解析するため，頭位，眼位それぞれの情報を毎秒200回以上のサンプリングレートで記録する必要がある．vHIT用検査装置にはカメラとジャイロセンサーを内蔵した軽量ゴーグルを頭部に装着するタイプと，据え置きカメラ1台を用いて眼位と頭位を同時に測定するタイプの2種類が存在する．2019年12月現在，日本で医療機器の認証を受けたvHIT用検査装置は2機種(アメリカNatus社のICS Impulse®，デンマークInteracoustics社のEye See Cam®)であり，いずれもゴーグルを装着するタイプである．図1-aは当院で使用しているICS Impulse®である．ICS Impulse®では，約60 gの軽量ゴーグル(図1-b)に内蔵された高速カメラと頭位センサーから得られた眼位と頭位の情報を専用のソフトウェアが処理し，記録から解析まで自動で行うようプログラミングされている．

vHITの利点

1．すべてのCUSがわかり，客観的に評価が可能

vHITは1回の検査で複数回のCUSが出ていても，すべて検出することができる．図2は右前庭神経炎患者におけるvHITの解析結果を示したものである．この患者にHITを行うと，肉眼ではCUSを1回しか確認できない．ところが，vHITを用いて解析すると，CCUS，OCUS，そして小さな振幅のtiny CUSと計3回のCUS(矢印)が出ていることがわかる．また図3は，ほぼCCUSしか

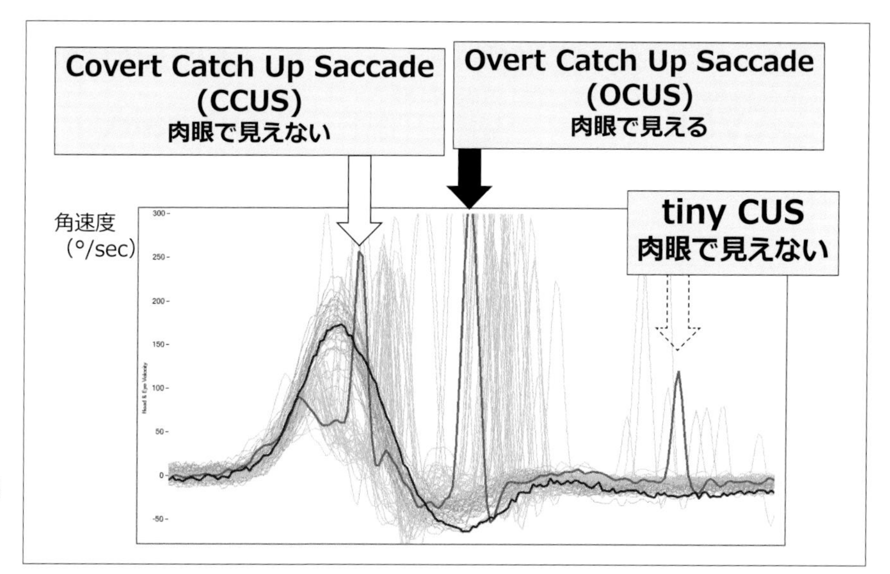

図 2.
CUSが3回出ている右前庭神経炎患者のvHIT

出ない左前庭神経炎患者のvHITである．この患者はHITを行ってもCUSが肉眼ではわからないので，半規管機能を正常と誤って診断してしまう可能性がある．このように主観に頼らず，すべてのCUSを客観的に評価することができることはvHITの大きな利点の1つである．

2．定量できる

HITはCUSの有無を判定する定性的な評価しかできないが，vHITはHead Impulse中の頭位と眼位の変化量の比をVOR gainとして算出することで半規管機能の定量評価が可能である．図4はそれぞれ正常例（図4-a）と両側前庭機能高度低下例（図4-b）におけるvHIT（ともに左）の解析結果である．ICS impulseでは水平方向のvHITはVOR gain 0.8以上を正常とするのが一般的である．正常例のVOR gainは0.95と正常範囲内であるが，両側前庭機能高度低下例では0.05と大きく低下している[6]．

3．検査感度が高い

HIT，vHITと温度刺激検査の相関を調べた報告によれば，温度刺激検査をゴールドスタンダードとした場合のHITの検査感度は34〜35%[7][8]に対し，vHITの感度は68.8%[9]と2倍近く高い．これはvHITがすべてのCUSを検出でき，さらにVOR gainによる定量評価ができるためと考えられる．

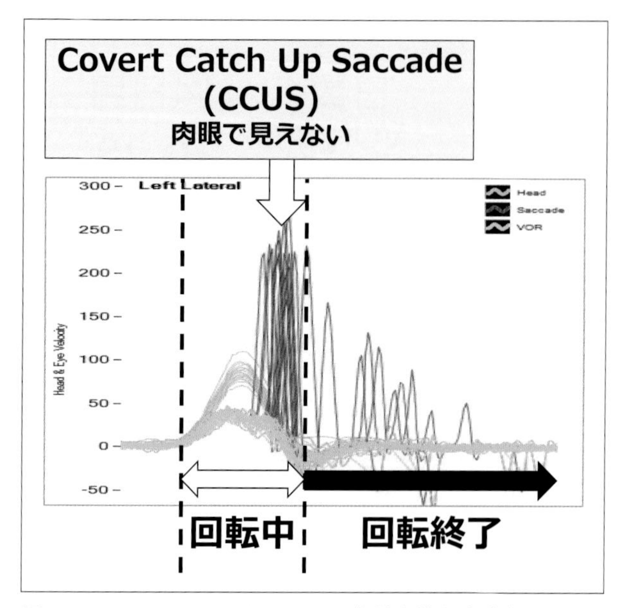

図 3. HITではCUSがわからない左前庭神経炎患者のvHIT

4．省スペース，検査時間が短い

vHITはノートPCが置けるスペースがあれば検査ができるうえ，検査の準備から解析結果が出るまでが数分と短いことから，クリニックから大学病院まで診療スタイルを問わず検査が可能である．vHITを使えば，たとえクリニックであっても初診日に前庭神経炎を診断することが可能となる．

5．経時的評価がしやすい

検査時間が数分と短く外来診察中に検査できるvHITは，前庭機能の経時的変化をみるうえでも

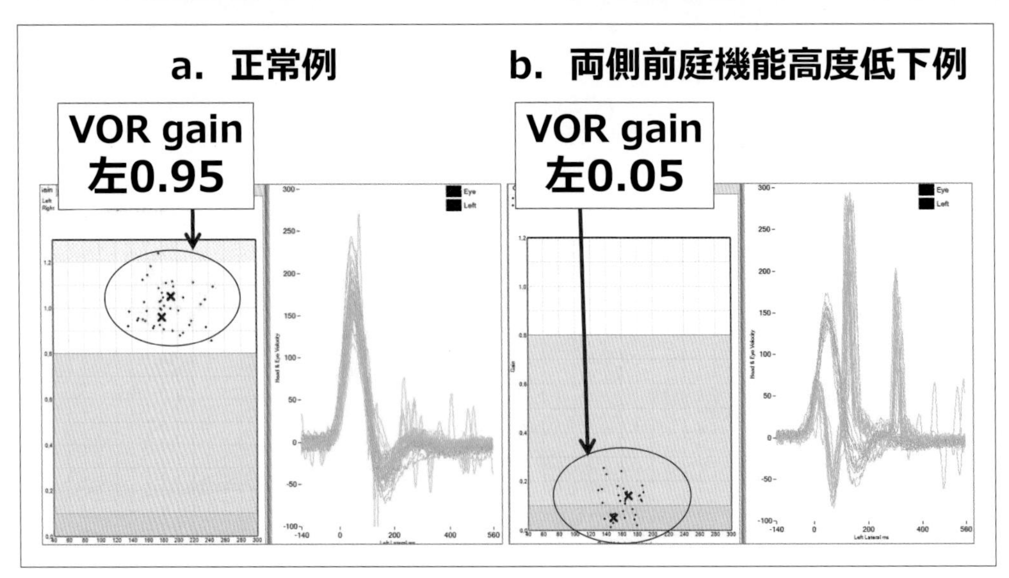

図 4. 正常例と両側前庭機能高度低下例の比較

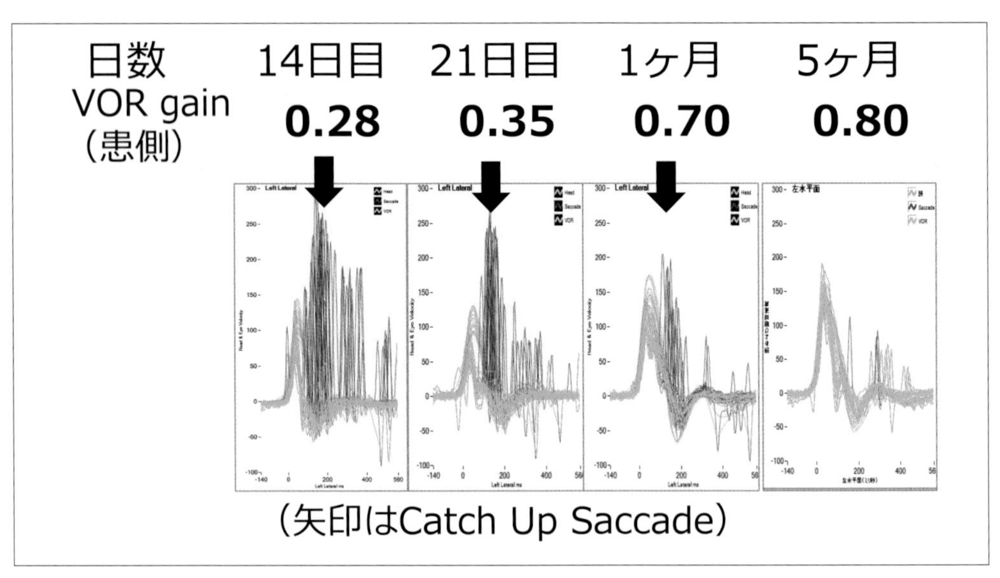

図 5. 左前庭神経炎患者の経時的変化

有利である．図5は左前庭神経炎患者の半規管機能を発症14日目から経時的にみたものである．時間の経過とともに半規管機能の回復が見られ，発症5ヶ月目には正常に回復していることがわかる．

6．すべての半規管が評価できる

vHITは頭部回転の方向を変えることで，すべての半規管機能を評価することができる[10)11)]．図6は両側外側半規管奇形(嚢状半規管)の患者のCT画像である．CTにおいて両側の外側半規管は嚢状(矢印)であるものの，前＋後半規管の形態は両側とも正常であった．この患者にvHITを用いて半規管機能の3次元解析を行ったところ，両側外側半規管機能低下を認める一方で，両側垂直半規管の機能は正常であり，画像検査と機能検査で異常の箇所が一致していた(図7)．

vHITに球形嚢機能を検査するcVEMP，卵形嚢機能を検査するoVEMPを加えることで，すべての末梢前庭器(3半規管，2耳石器)の機能評価が可能である．

7．刺激条件が生理的

温度刺激検査は，文字通り温度差を利用して一側の半規管だけを刺激できる長所を有するが，半

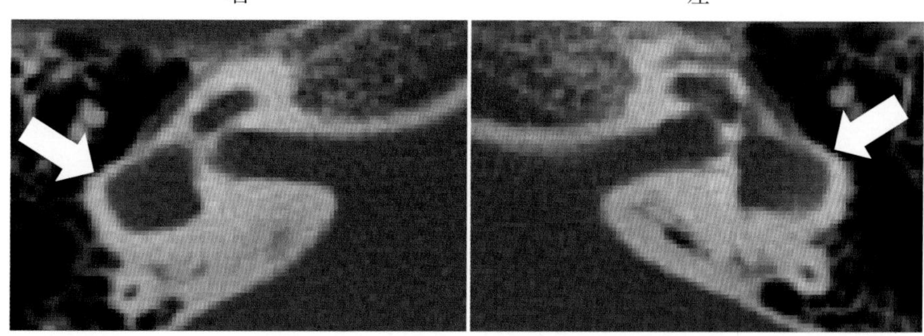

図 6.
両側外側半規管奇形（嚢状半規管：矢印）例の側頭骨 CT

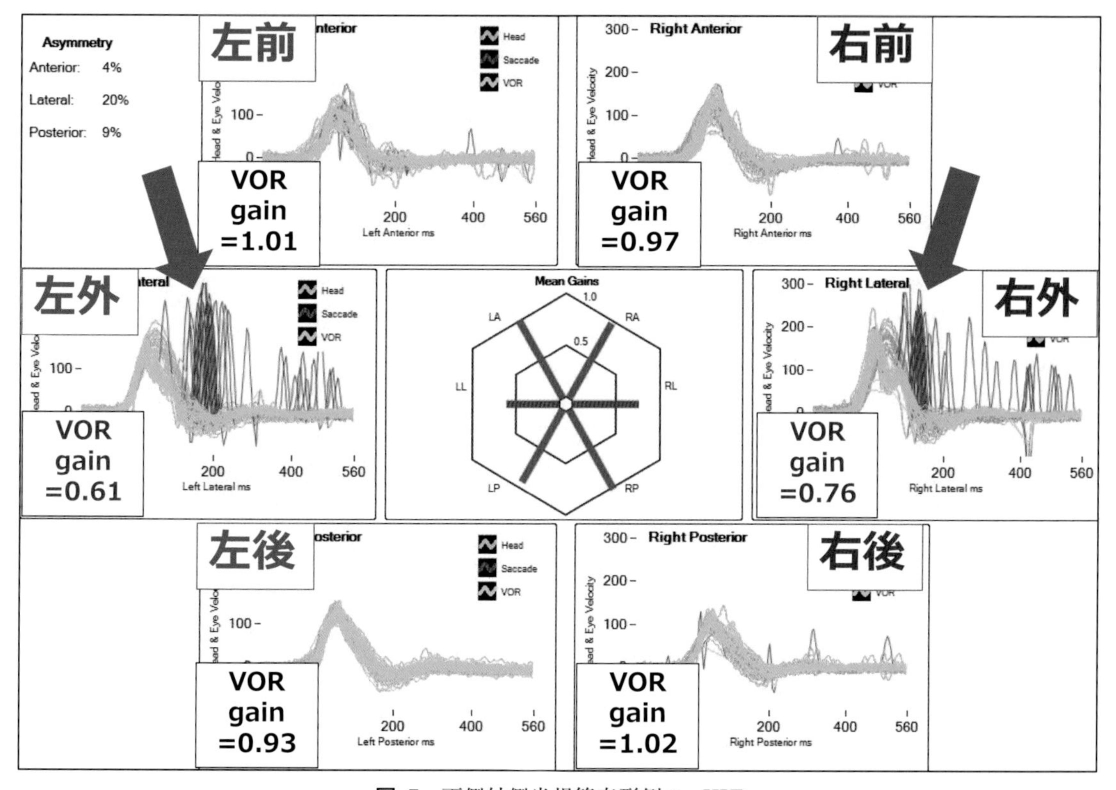

図 7. 両側外側半規管奇形例の vHIT

規管の適刺激は本来回転刺激である．vHIT は回転刺激における VOR をみており，より生理的な刺激条件に近い検査と考えられる．両者は同じ半規管機能検査といっても刺激条件や特徴が大きく異なり，それぞれに利点，欠点がある．我々は両者を相補的な検査として捉え，適宜組み合わせて行っている[12]．

8．吐き気，嘔吐の副作用がほぼ生じない

温度刺激検査は，検査中の吐き気・嘔吐がしばしば問題となり，再検査を希望しない患者をよく経験する．vHIT は頭部をわずかに回転させるだけなので不快感が少なく，再検査を拒否する患者はほとんどいない．

9．耳の形態異常の影響を受けない

vHIT は耳の形態の影響を受けずに検査ができるので，外耳道狭窄や中耳根本術後など，視診上明らかな形態異常を有する患者だけでなく，中耳手術，人工内耳手術など，術前後で中耳の形態が変化する患者の半規管機能を比較する際にも有用である．我々は右外耳道癌術後の局所再発に対し，重粒子線照射を行った後からふらつきを訴えるようになった患者を経験した．放射線性内耳障害の可能性を考え半規管機能検査を予定したが，この患者は前回の手術の影響で外耳道は閉塞して

術後右外耳道は閉鎖

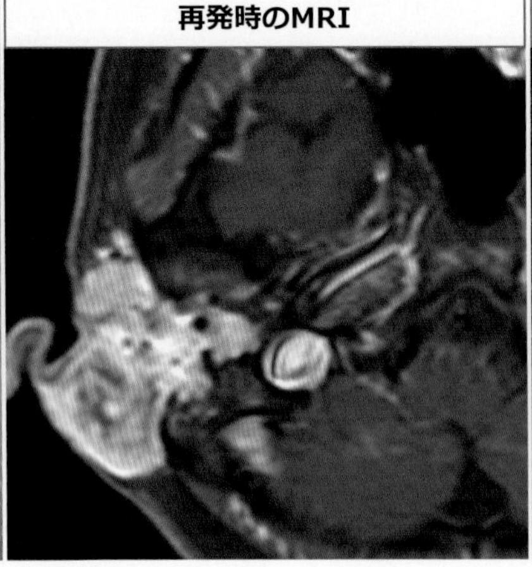

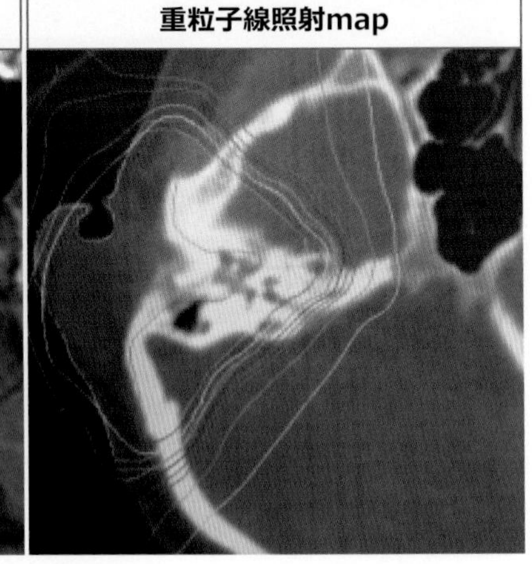

図 8. 右外耳道癌術後再発⇒重粒子線治療後からのふらつき

おり，温度刺激検査を行うことができなかった(図 8)．そこで vHIT で半規管機能評価を行ったところ，右の三半規管すべての機能低下を示唆する所見が得られた．腫瘍は重粒子線照射で制御されていることから，右放射線性内耳障害によるふらつきと診断した(図 9)．

10．評価項目が 2 つある

温度刺激検査の評価項目は眼振の 1 つしかないので，アーチファクトの判別が難しい．たとえば，注水ミスにより眼振が出なかった場合，第三者は人為的アーチファクトなのか半規管機能低下かを判別することはできない．一方，vHIT には VOR gain と CUS の 2 つの評価項目があり，2 つの項目には関連があるのでアーチファクトを見つけやすい．たとえば，VOR gain が正常なのに CUS が出ていたり，逆に VOR gain が低下しているのに CUS がない場合，検査を行っていない第三者でもアーチファクトの影響を推測することができる．

vHIT を行ううえでの留意点

このように利点の多い vHIT にも留意すべき点がいくつか存在する．もっとも重要なのは vHIT の手技に十分習熟する必要がある点である．vHIT はいわゆる "plug and play"，すなわち電源を入れるだけで誰でもすぐ簡単にできる検査ではない．vHIT の機器の特徴を十分に理解すること，また HIT の基本手技である「速く」「小さく」「ランダムに」「ピタッと止める」について十分な修練を積むこと，さらに得られた検査結果を正しく評価する正しい目が必要である．これらがしっかりできなければ検査自体ができなかったり(vHIT には検査手技の自動判定機能があり，適切な刺激条件で検査が行われないとリジェクトされてしまう)，アーチファクトによって VOR gain が低下しているのに半規管機能低下と判定するなど，誤った解釈をすることになる．

また，vHIT は頸部を受動的に素早く回転させる検査であるため，頸椎疾患がある患者への施行は注意すべきである．たとえ頸椎疾患がなくても，首の硬い患者や，頭蓋の形状によりゴーグルがフィットしない患者，髪の毛がサラサラで検者の手が滑りやすい患者ではアーチファクトが生じやすい．

さらに，vHIT は瞳孔中心を正確にとらえ続けることが検査精度の面で重要である．眼裂狭小や睫毛の下垂，マスカラ，カラーコンタクトなどによって瞳孔中心を捉える精度が低下すると，アーチファクトの原因となるので注意が必要である．また，vHIT は被検者の協力が重要な検査であり，Head Impulse 刺激の際に反射的に首を硬くしたりまばたきをするとアーチファクトの原因となる．被検者には常に首をリラックスするよう促し，検査中にまばたきをしないよう指示するとともに，検者は検査の合間に被検者の首をゆっくり左右に動かしてリラックスさせつつ，適宜目を閉じる時間を設けて眼が乾かないように心がけると，アーチファクトが大幅に減り，きれいな結果が得られるようになる．また，生理機能検査すべ

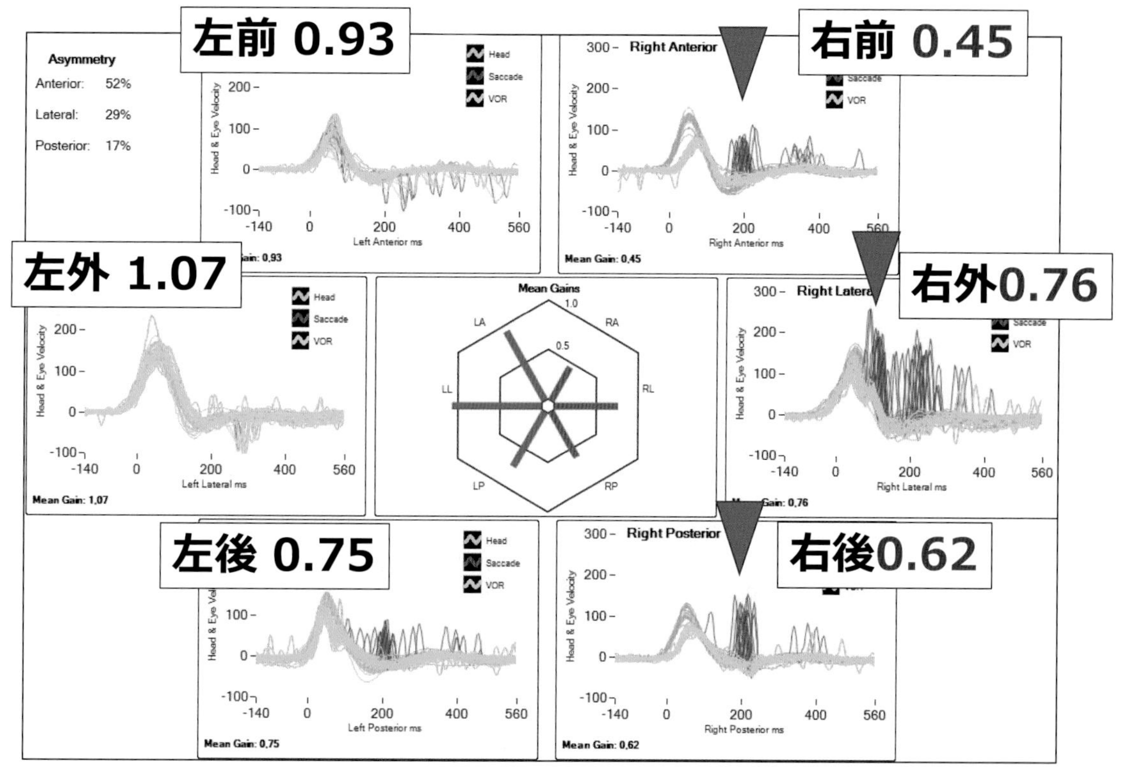

図 9. 放射線性右内耳障害例の vHIT

てに言えることだが，検者だけでなく被検者も検査の意図を良く理解することが重要である．じっとしていられない子どもや，視標を常に見続けることができない患者などには検査ができないことを理解しておく必要がある．

参考文献

1）Weber KP, MacDougall HG, Halmagyi GM, et al：Impulsive testing of semicircular-canal function using video-oculography. Ann N Y Acad Sci, **1164**：486-491, doi：10.1111/j.1749-6632.2008.03730.x. 2009.
Summary ビデオヘッドインパルス検査の初めての論文．高速カメラを用いることでサーチコイルと同等の性能で眼球運動を解析できることを示した．

2）新藤　晋：vHIT と VEMP の診断的価値　半規管障害と耳石器障害　vHIT(video Head Impulse Test)の診断的価値. Equilibrium Res, **76**：212-218, 2017.

3）Halmagyi GM, Curthoys IS：A clinical sign of canal paresis. Arch Neurol, **45**：737-739, doi：10.1001/archneur.1988.00520310043015. 1988.
Summary 頭を小さく素早く回転させることで一側半規管機能低下がわかる Head Impulse Test を提唱した初めての論文．

4）Kattah JC, Talkad AV, Wang DZ, et al：HINTS to diagnose stroke in the acute vestibular syndrome：three-step bedside oculomotor examination more sensitive than early MRI diffusion-weighted imaging. Stroke, **40**：3504-3510, doi：10.1161/strokeaha.109.551234. 2009.

5）Newman-Toker DE, Kerber KA, Hsieh Y-H, et al：HINTS outperforms ABCD2 to screen for stroke in acute continuous vertigo and dizziness. Acad Emerg Med, **20**：986-996, doi：10.1111/acem.12223. 2013.

6）新藤　晋，杉崎一樹，伊藤彰紀ほか：両側前庭機能高度低下例の検討　温度刺激検査と vHIT の比較検討から両側前庭機能低下症の診断基準を考える. Equilibrium Res, **74**：527-533, 2015.

7）Beynon GJ, Jani P, Baguley DM：A clinical evaluation of head impulse testing. Clin Otolaryngol Allied Sci, **23**：117-122, 1998.

8）Harvey SA, Wood DJ, Feroah TR：Relationship of the head impulse test and head-shake nystagmus in reference to caloric testing. Am J Otol, **18**：207-213, 1997.

9）Bartolomeo M, Biboulet R, Pierre G, et al：Value of the video head impulse test in assessing vestibular deficits following vestibular neuritis. Eur Arch Otorhinolaryngol, **271** : 681-688, doi : 10.1007/s00405-013-2451-y. 2014.

10) Macdougall HG, McGarvie LA, Halmagyi GM, et al : The video Head Impulse Test(vHIT) detects vertical semicircular canal dysfunction. PloS One, **8** : e61488, doi : 10.1371/journal.pone.0061488. 2013.

11) MacDougall HG, McGarvie LA, Halmagyi GM, et al : Application of the video head impulse test to detect vertical semicircular canal dysfunction. Otol Neurotol, **34** : 974-979, doi : 10.1097/MAO.0b013e31828d676d. 2013.

12) 新藤　晋，杉崎一樹，伊藤彰紀ほか：video Head Impulse Test と温度刺激検査の相互評価．Equilibrium Res, **74** : 541-551, 2015.

Summary　温度刺激検査と vHIT を相互比較した論文．両者を多角的に評価し，温度刺激検査と vHIT はお互い相関関係があることなどが述べられている．

MB ENT, 247：9-13, 2020

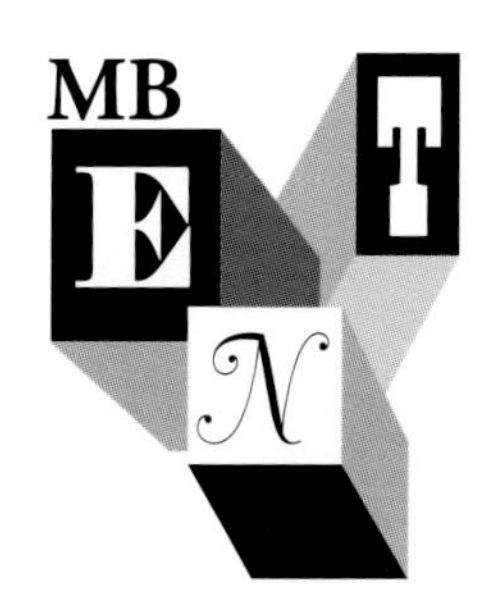

◆特集・耳鼻咽喉科診療の新しいテクノロジー

人工中耳 VSB (Vibrant Soundbridge®)

岩崎　聡[*1]　高橋優宏[*2]

Abstract　VSB(Vibrant Soundbridge®)は，伝音・混合性難聴症例に対して保険承認されている人工中耳である．中耳根治術後などの難治性中耳病態症例や，外耳道閉鎖症例が良い適応となる．VSBは体内部と体外部から構成され，体内部の導線の先端にあるFMTと呼ばれる振動子が内耳窓を直接駆動し，振動を内耳に伝達する．

人工中耳VSB手術には，FMTの留置部位によって正円窓留置法と卵円窓留置法の2つのアプローチがあり，両方の手技を施行できる必要がある．

現在本邦で，伝音・混合性難聴症例に施行できる人工聴覚器は他にBahaがあるが，音質の面からはVSBが優位と思われる．また，先天性外耳道閉鎖症例では，小耳症の耳介形成手術前にVSB手術を行うことがあり，小耳症を担当する形成外科との十分なコミュニケーションが重要である．

Key words　人工中耳(middle ear implant)，VSB，カプラー(coupler)，先天性外耳道閉鎖症(congenital meatal atresia)，小耳症(microtia)，耳介形成(mictrotia reconstruction)

はじめに

VSB(Vibrant Soundbridge®)は，伝音難聴または混合性難聴症例に対して保険承認されている人工中耳である．VSBは体内部と体外部から構成される半埋め込み型の人工聴覚器で，体内部の導線の先端にあるFMT(floating mass transducer)と呼ばれる振動子が内耳窓を直接駆動し，振動を内耳に伝達する．また，伝音難聴に対する治療法として骨固定型補聴器であるBahaが保険承認されているが，人工中耳の適応と重なるため，治療選択に苦慮する場合がある．

本稿ではBahaとの比較を述べながら，VSBの適応，手術の実際・工夫，機器の進歩を中心に最新情報を紹介する．

人工中耳VSBについて

VSBの体内部は人工内耳と似た構造をしており，コイル・磁石・復調器からなる受信機と受信機から出ている導線の先端にFMTと呼ばれる振動子が付いている(図1)．VSBは導線の先端にあるFMTの内部にマグネットが含まれており，電流が流れると磁場変化によりマグネットが動く電磁式(electromagnetic)を採用している．一方，1983年本邦で開発されたリオン型人工中耳は圧電物質(セラミック)に電流を流すことにより形状変化を起こし，その変化を振動として内耳窓を駆動する圧電式(piezoelectric)を採用していた．電

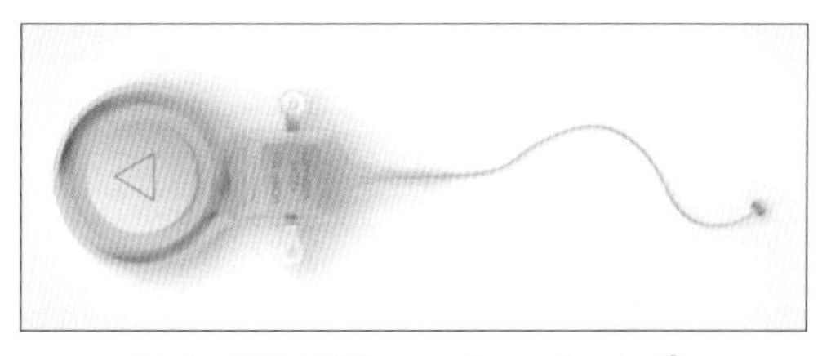

図1． VSB(Vibrant Soundbridge®)
(メドエルジャパン(株)より提供)

[*1] Iwasaki Satoshi，〒108-8329 東京都港区三田1-4-3　国際医療福祉大学三田病院耳鼻咽喉科，教授
[*2] Takahashi Masahiro，同，准教授

磁式は圧電式と比較すると周波数特性は劣るが高出力が得られるため，混合性難聴にも適応となる利点がある．

VSBは2012〜14年にかけて国内13施設で正円窓にFMTを留置する方法による伝音・混合性難聴に対する臨床治験が実施され[1]，2016年に保険収載された．補聴器に対してVSBの利点は，FMTが直接内耳に振動を伝えるため，ハウリングがなく長時間の装用が可能である．また，補聴器と比べて周波数の歪みが少ないため，音質においても優れていることが特徴である．

また，臨床治験で使用した体内部VORP502はMRI非対応であったが，現在認可されている体内部VORP503はMRI 1.5テスラ対応となっている．

人工中耳VSBの適応

日本耳科学会より示されている人工中耳VSBの手引き（マニュアル）では，下記の条件を満たす伝音・混合性難聴患者を適応としている[2]．

（1）埋め込み側耳が伝音難聴または混合性難聴である．

（2）埋め込み側耳における純音による骨導聴力閾値の上限が下記を満たす．500 Hzが45 dB，1000 Hzが50 dB，2000 Hz，4000 Hzが65 dB．

＊気導聴力閾値は問わない．

（3）既存の治療を行っても改善が困難である難聴があり，気導補聴器および骨導補聴器が装用できない明らかな理由があるか，もしくは最善の気導補聴器または骨導補聴器を選択・調整するも適合不十分と判断できる場合．

＊適合判断は補聴器適合検査の指針（2010）などを使用して評価する．

よって，骨固定型補聴器Bahaの適応骨導聴力閾値（500，1000，2000，4000 kHzの平均聴力レベルが45 dB以内）と比較するとVSBのほうが中・高音域の適応が広い．

具体的な適応症例は鼓室形成術やアブミ骨手術などの聴力改善手術によって聴力改善が困難な病態である鼓室硬化症，癒着性中耳炎，中耳根治術後などの難治性中耳病態症例や，外耳奇形（外耳道閉鎖症など）が対象となる．

留意点として顔面神経走行異常，高位頸静脈球症または耳管機能障害などがある症例は慎重な適応判断を要する．また，先天性外耳道閉鎖症の場合は顔面神経走行異常がみられる頻度が高いので，慎重に適応を判断する．

一方，海外では2000年に感音難聴での適応（FDA）を取得した後，2007年伝音・混合性難聴に適応拡大（CE mark）されている．感音難聴症例は両側中・高度で語音明瞭度（65 dB 50％以上）の症例が適応となっているが，本邦では感音難聴はVSBの適応とはなっていない．

人工中耳VSBの手術

人工中耳VSB手術は，FMTの留置部位によって正円窓留置法と卵円窓留置法の2つのアプローチがある（図2）．また，FMTと内耳のカップリングの補助としてチタン製のRWカプラー，Clipカプラー，OWカプラーを使用することがある（図3）．

1．正円窓留置法

中耳炎術後・乳突削開後症例に対しては，術前の側頭骨CTで正円窓窩の状態を確認する必要がある．左右同程度の聴力であれば，正円窓窩の含気が良い側を選択する．正円窓窩にFMTを留置するため，1.0 mmダイヤモンドバー低回転で正円窓窩縁の骨隆起削除とFMT骨床作成を行う．FMTの振動面が正円窓膜に垂直になるまで十分に削開する必要がある．正円窓窩が肉芽組織で埋まっている場合は，無理に肉芽組織を切除せず正円窓膜反射で正円窓の位置を確認し，肉芽上にFMT留置も考慮する．高位頸静脈球症などでFMT骨床作成が十分に施行できず，FMTの振動面が正円窓膜に垂直に留置できない場合，RWカプラーを装着し留置する（図4）．

2．卵円窓留置法

特に，先天性外耳道閉鎖症例では顔面神経走行奇形を伴い，正円窓を覆うように顔面神経垂直部

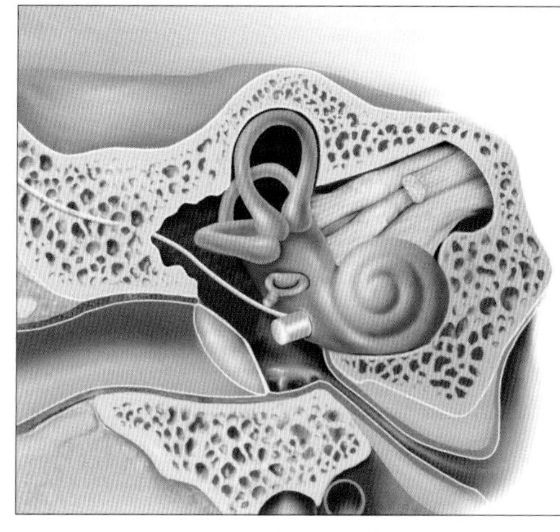

a．正円窓留置法

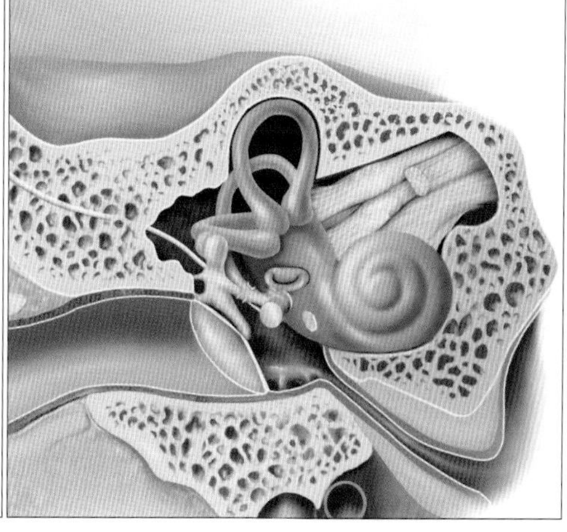

b．卵円窓留置法

図 2. VSB アプローチ法

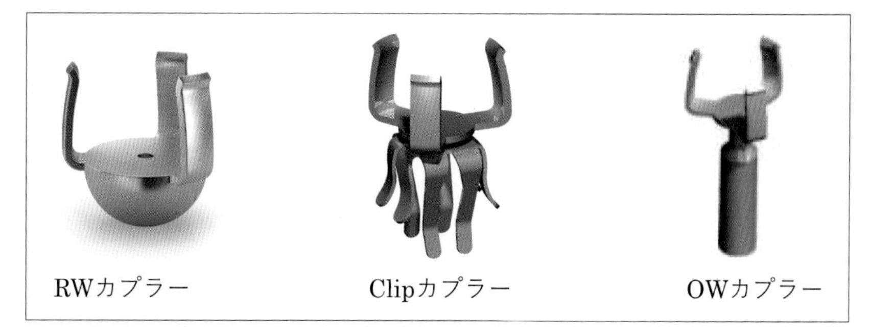

図 3.
カプラー
（メドエルジャパン(株)より提供）

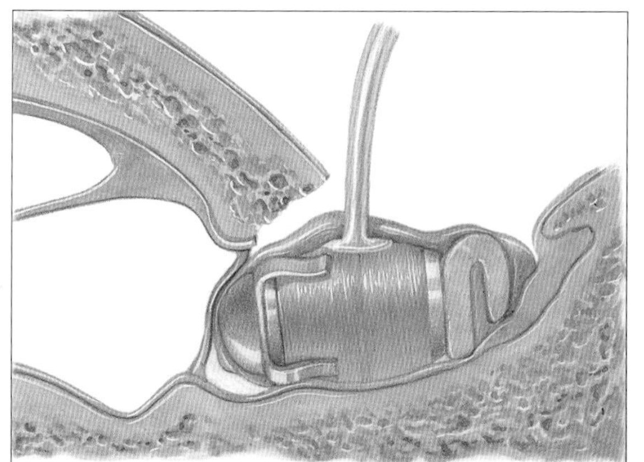

図 4. RW カプラーを使用した正円窓留置法

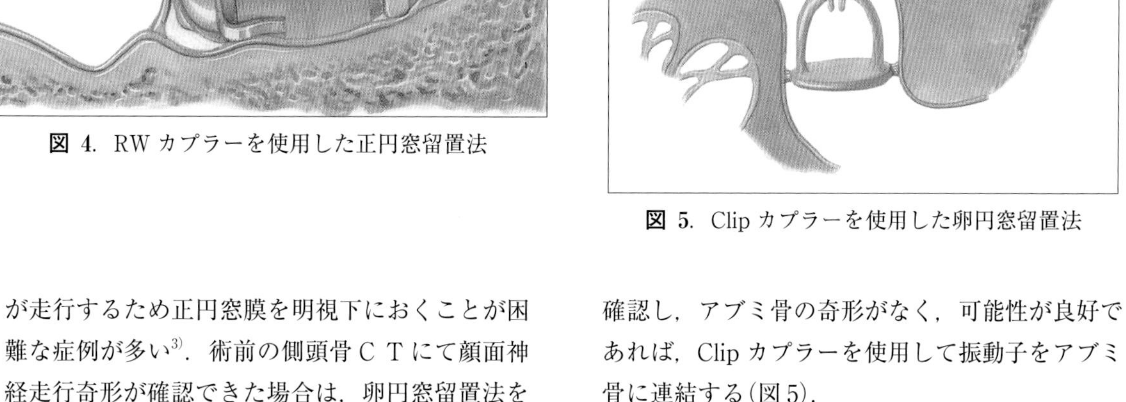

図 5. Clip カプラーを使用した卵円窓留置法

が走行するため正円窓膜を明視下におくことが困難な症例が多い[3]．術前の側頭骨ＣＴにて顔面神経走行奇形が確認できた場合は，卵円窓留置法を選択する．外耳道閉鎖板を削開し，M-I complex（ツチ骨・キヌタ骨複合体）をアブミ骨から外し，摘出する．アブミ骨の可動性と底板と脚の連結を確認し，アブミ骨の奇形がなく，可能性が良好であれば，Clip カプラーを使用して振動子をアブミ骨に連結する（図 5）．

人工中耳 VSB 手術のポイント

人工中耳 VSB の導線は，人工内耳電極より硬

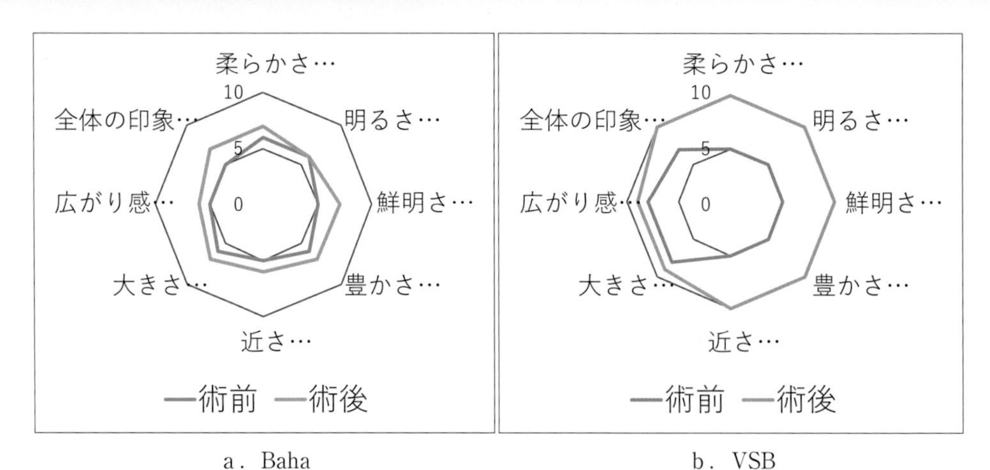

a．Baha　　b．VSB

図 6． 音質の自覚的評価の比較
（文献 6 より引用）

いため乳突腔内でのループの作成・安定が重要である．そのため，まず十分なスペースの確保のため我々は前後径 15 mm，上下径 20～25 mm の乳突削開を行っている．FMT を留置する前に，導線のループを作成し，乳突腔に収めて FMT を安定させてから留置に移る．この際，ループした導線を乳突腔後壁に骨粉でフィブリン糊固定すると良い．

また，正円窓留置法の場合，FMT の遠位側に軟骨片を挿入して安定させるが，我々はより安定させるため，幅 1 mm の楔状にした軟骨を 3～4 個挿入している．中耳炎術後症例では，術後の導線露出に対する対策も重要である．15 mm 四方の耳介軟骨を採取し，岬角の前方から，FMT，導線すべてを軟骨で覆い，さらにその上に側頭筋膜で被覆している．この手技を用いて術後導線露出の経験はない．

人工聴覚器の選択（VSB と Baha の比較）

伝音・混合性難聴に対する人工聴覚器のうち，本邦では VSB と Baha が手術可能である．適応聴力が重複しているため，しばしば選択の判断に苦慮する．両者とも術後装用閾値は安定していて良好な聴取成績を得られるが，それぞれの特徴を挙げると，VSB は審美的・音質に優れているが，手術の難易度が高い・中耳の発育によっては手術が不可能な場合がある．一方，Baha は局所麻酔で短時間手術が可能で中耳の発育による影響がないが，皮膚トラブルが多いという点が挙げられる[4]．

我々は先天性外耳道閉鎖症による同程度の伝音難聴に対し，Baha 埋め込み手術，VSB 埋め込み手術を実施したそれぞれ 1 人の効果を比較した．伝音難聴は骨導聴力が正常のため，どの人工聴覚器も装用下閾値は同程度で，語音聴取検査も差がみられなかった．しかし，音質の自覚的評価検査[5]では VSB が骨導インプラントの Baha と比較して明らかに良好な結果が得られた（図 6）[6]．

そのため，先天性外耳道閉鎖症例においては第一選択は VSB とし，VSB 手術が困難な症例には Baha を検討する流れを我々は考えている．術前の側頭骨 CT にて，顔面神経走行奇形，外耳道形成術の有無，耳小骨奇形，乳突腔の発育の程度などにより VSB 手術が困難と判断されれば Baha 手術を選択する．Jahrsdoerfer grading scale を参考にしている[7]．

小耳症耳介形成術前の VSB 皮膚切開，皮弁作成方法

本邦での小耳症手術は肋軟骨を使用した形成術を行うため，一般的に 10 歳前後での耳介形成術となる．そのため，耳介形成前に VSB 手術を行う可能性がある．耳介形成術の際の皮膚切開，側頭筋弁作成方法は，形成外科医によって異なるので，VSB 手術前に耳介形成術を行う形成外科医と十分にコミュニケーションをとる必要がある．特に，皮膚切開の瘢痕が耳介形成部位に重ならない

よう留意する．大まかな目安として，顎関節包後縁から約10 cmの後方に弓状に皮膚切開をおければ，耳介形成術に影響はないと考えられる．側頭筋弁は上下の観音開きにしている．我々は，この方法で耳介形成全4症例に対してVSB手術を行なっているが，手術操作に支障は出ていない．今後，検討していく課題である．

おわりに

本邦で開発されたリオン型人工中耳を契機として開発されてきた人工中耳VSBは2016年に保険承認されているが，十分に認知されているとは言い難い．補聴器装用困難もしくは装用効果不十分な伝音・混合性難聴症例では，VSBによって非常に良好な聴取成績を得ることができており，満足度も高い．今後，さらなる手術技術，デバイスの進歩が期待される．

文　献

1) 土井勝美，神崎　晶，熊川孝三ほか：VSB国内臨床治験の有用性と安全性の評価．日耳鼻会報，**118**：1449-1458, 2015.

2) 岩崎　聡，宇佐美真一，熊川孝三ほか：人工中耳(Vibrant Soundbridge®)の手引き(マニュアル)．Otol Jpn, **26**：29-36, 2016.

3) Ikeda R, Hidaka H, Murata T, et al：Vibrant Soundbridge implantation via a retrofacial approach in a patient with congenital aural atresia. Auris Nasus Larynx, **46**(2)：204-209, 2019.

4) Holgers KM, Tjellstrom A, Bjursten LM, et al：Soft tissue reactions around percutaneous implants：a clinical stucy of soft tissue conditons around skin-penetrating titanium implants for bone anchored hearing aids. Am J Otol, **9**：56-59, 1998.

Summary　Baha術後の皮膚反応をGrade 0〜4の5段階に分類し，Grade 4(肉芽増生によるインプラント被覆)は16%であった．

5) Gabrielsson A, Schenkman BN, Hagerman B：The effects of different frequency responses on sound quality judgements and speech intelligibility. J Speech Hear Res, **31**：166-177, 1988.

Summary　音質に関する7つの属性，柔らかさ，明るさ，鮮明さ，豊かさ，近さ，大きさ，広がり感と，全体の印象の計8つの項目を10段階で判定する質問紙．

6) 岩崎　聡，高橋優宏：先天性外耳道閉鎖症に対する人工中耳手術：術式の選択とその手技について．Otol Jpn, **29**：39-43, 2019.

7) Jahrsdoerfer RA, Yeakley JW, Aguilar EA, et al：Grading system for the selection of patients with congenital aural atresia. Am J Otol, **13**：6-12, 1992.

Summary　先天性外耳道閉鎖症患者の側頭骨CTから中耳構造を10点満点で評価．外耳道形成術の指標としている．

MB ENT, 247：15-23, 2020

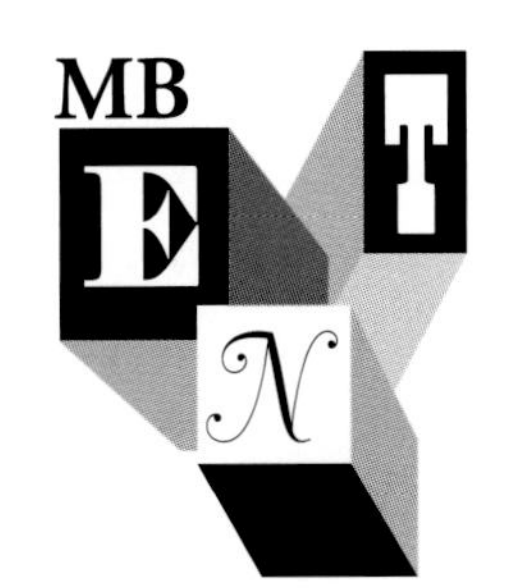

◆特集・耳鼻咽喉科診療の新しいテクノロジー

術中持続神経モニタリング

宮崎日出海*

Abstract MRI 保有数世界一の日本を始め世界的に聴神経腫瘍の発見頻度は増えつつある．かつて 10 万人に 1 人と言われた有病率は，今や 6～7 万人に 1 人と試算されている．それでも稀な疾患であることに変わりはないが，ここ数年は自然経過に関する報告が増え，治療のタイミングの判断基準が次第にみえてきた．また，筆者らが開発した術中聴覚モニタリングの普及によって聴力温存率は 70%以上と飛躍的に向上し，次なるステップとして聴力温存手術の適応を決めるための電気生理学的術前診断を試みるチームも現れた[1]．顔面神経機能の温存は巨大腫瘍を除いて当然の時代となり，聴力についても温存手術から人工内耳同時手術によって聴覚を再獲得しようとする試みが始まるなど，聴神経腫瘍の治療は新たな変革期に入った．本稿ではその流れを生んだ新たな術中持続聴覚モニタリング技術の発想から製品化に至る歴史について概説し，聴神経腫瘍の自然経過を踏まえた最新治療の判断基準と，今日あるべき治療法について考察する．

Key words 聴神経腫瘍(acoustic tumor)，前庭神経鞘腫(vestibular schwannoma)，DNAP (dorsal cochlear nucleus action potential)，蝸牛神経マッピング(cochlear nerve mapping)，ルシュカ孔(foramen of Luschka)，蝸牛神経温存手術(cochlear nerve preservation surgery)，聴性脳幹インプラント(auditory brainstem implant)

VS の治療法の歴史

聴神経腫瘍の本態は前庭神経鞘腫(vestibular schwannoma；VS)である．VS に対する手術治療はもっとも古いもので 200 年前の記録がある．それから 100 年間近くは後頭下開頭(retro sigmoid approach；RSA)による腫瘍摘出の時代が続き，マイクロスコープの登場まで VS の手術は死との背中合わせだった．1960 年代に入っても致死率は 25%を超えており，そこで William House によって考案されたのが経迷路法(trans labyrinthine approach；TLA)である．1966 年に発表された TLA は，側頭骨内操作で腫瘍摘出を行うため脳の圧排操作が少なく，脳浮腫や脳出血などの術後合併症の発生率が激減した．それに伴い致死率も激減し，VS 治療は TLA を行う耳科医と RSA を行う脳外科医が手術成績を競う時代へと変遷した．致死率が減少したものの，1970 年代は手術による顔面神経麻痺の発生率が高かった．そこで，1969 年に台頭した γ ナイフが VS の腫瘍増大を抑え，顔面神経麻痺の発生率が低い治療法として注目を浴びるようになったのである．顔面神経を明視下に置くためのアプローチ論や発生起源神経の違いによる顔面神経走行位置の違いなどが盛んに議論され，中頭蓋窩法(middle cranial fossa approach；MCFA)が考案された．1990 年代に入り顔面神経刺激装置が開発されてからは手術による顔面神経機能の温存率は飛躍的に向上し，テーマは聴力温存へと移っていった．聴力を温存するために聴性脳幹反応(auditory brainstem

* Miyazaki Hidemi, 〒168-0063 東京都杉並区和泉 3-4-7 永福町駅前クリニックモール 2 階 耳鼻咽喉科・小児耳鼻咽喉科宮崎クリニック，院長／東京女子医科大学東医療センター耳鼻咽喉科，客員教授／コペンハーゲン大学耳鼻咽喉科・頭頸部外科，客員教授

response；ABR)を手術中に計測し，Ⅰ－Ⅴ波潜時の延長を指標に聴力のモニタリングを行う方法が主流であったが，聴力のモニタリングとしては鋭敏さと安定性に欠けていた．そこで，より鋭敏な聴性反応を捉える方法として，2000年代に蝸牛神経活動電位(cochlear nerve action potential；CNAP)の計測電極の開発競争が始まった．各国の手術センターで様々な形状の計測電極が試作されたが，細い蝸牛神経上に設置するために安定性に欠け，また蝸牛神経が見えない症例では計測ができないため小腫瘍以外への使用が困難であり，広く普及するに至らなかった．

CNAPモニタリングと聴性脳幹インプラント(auditory brainstem implant；ABI)手術

CNAP計測電極の開発競争が盛んだった2004年の晩夏，筆者はフランスのマルセイユ大学に留学していた．マルセイユ大学は当時のヨーロッパにおけるVS手術のトップ施設だった．筆者は，そこでCNAPを用いた聴力温存手術を数回見る機会を得たが，いずれも電極が蝸牛神経から滑り落ちる度に術者が苛立ち，最後までCNAPによるモニタリングができたケースは一度もなかった．2005年春にイタリアのグルッポ・オトロジコに移った筆者はそこでも同じ光景を見ることになる．罪のないスタッフに当たり散らす術者を見て，留学生の筆者なりに何とかならないものかと思っていた．

2005年は欧州のVS手術センターでABI手術が本格的に始まった年でもあった．幸い，筆者はフランスで2例，イタリアで3例の手術を見ることができたが，脳幹の解剖知識に欠けた筆者にとってはABIの設置場所が謎で仕方がなかった．どこに目印があるのか，術者に聞いても「ルシュカ孔だ」としか答えてくれない．ABI手術は「ルシュカ孔」に置いたダミー電極に電気刺激を行い，もっとも良好な反応が得られた部位にABIを設置するというものだったが，世界のVS手術の達人達をしてもABIの設置場所は未だ手探り状態との印象だった．当時はABIについての論文は少なく，ましてやABI手術の成書など存在しなかった．筆者は「ルシュカ孔」のキーワードのある論文を辿っていくうちに，1つの論文と出会った．ジャネッタ手術で有名となったグループの1人，メラー博士の論文である[2]．その論文の中にBAEP(brainstem auditory evoked potentials)と名付けられた聴性脳幹反応の記載があった．脳幹の蝸牛神経核の活動電位である．BAEPを「ルシュカ孔」で計測する電気生理の論文であったが，筆者はこの論文のお蔭でABIは逆にBAEPの発生源(蝸牛神経核)から電気刺激を入れる人工聴覚器であると十分に理解できたのだった．

背側蝸牛神経核活動電位(dorsal cochlear nerve action potential；DNAP)モニタリングの開発

グルッポ・オトロジコでの留学の後，筆者はデンマークのコペンハーゲン大学に移った．コペンハーゲン大学では耳鼻科はTLAを，脳外科と共同でRSAでのVS手術を行っていたが，筆者はフランスでのRSA執刀経験を買われて脳外科医の助手を務める機会を得た．RSAの術野は「ルシュカ孔」の場所をイメージするのに絶好で，筆者は「この辺りにABIみたいな電極を置いて聴覚モニタリングをすればCNAPより良いはずだ」と考え始めた．

デンマークの夏休みは日本人の我々には想像できないほど長い．研修医も教授も誰もが3週間忽然と居なくなる．筆者はこの不毛な時間をTLAの発祥地，米国のHouse Ear Instituteにアプライして2週間ほど手術を見学させてもらうことにした．筆者はそこで日本人の脳外科医，中冨浩文先生と出会った．彼も筆者同様，米国留学の最後に立ち寄っていたところだった．

1年後の2006年夏，中冨先生と筆者はともにある研究会に招聘され再会した．中冨先生の講演の最後に，正に筆者が考えていた蝸牛神経核活動電位の術中持続聴覚モニタリングの話が出て驚愕した．我々は目指すところが一緒であったことから

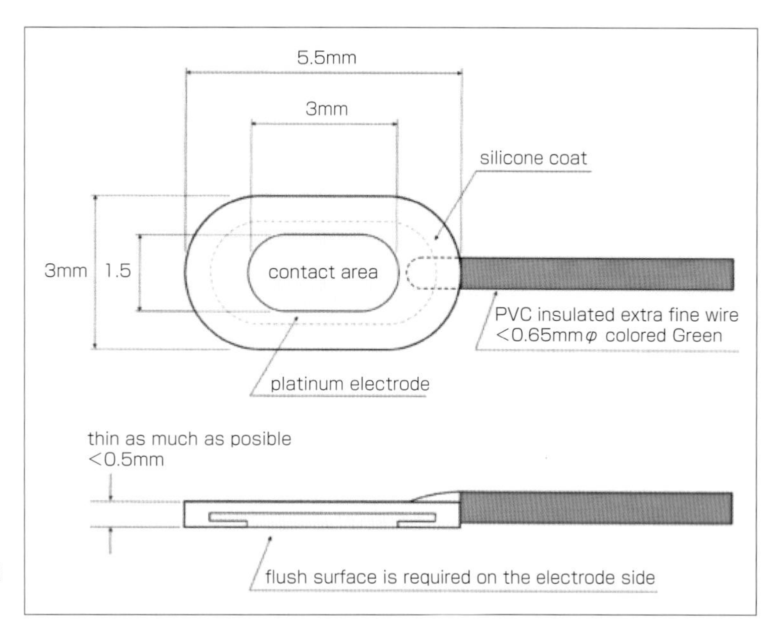

図 1.
DNAP 電極

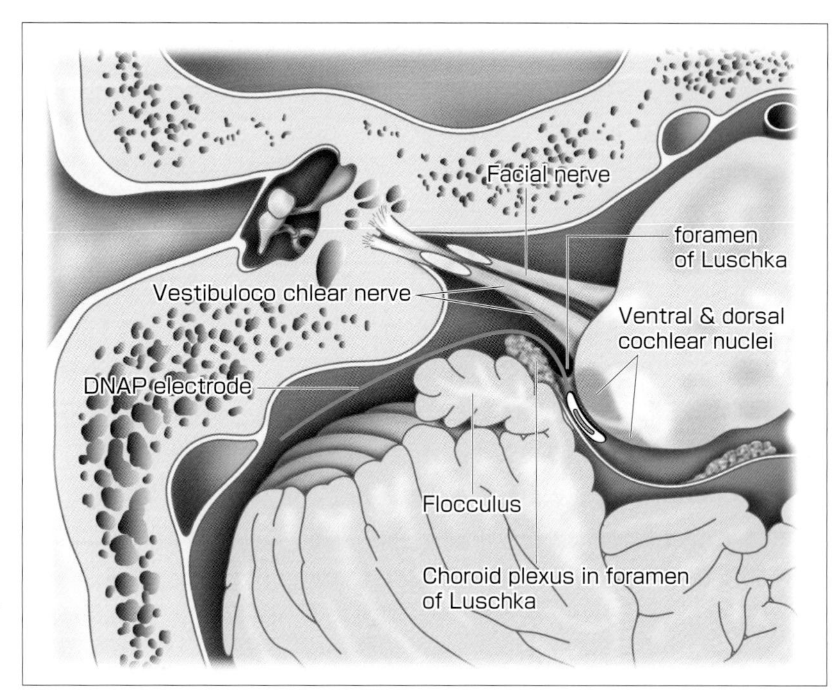

図 2.
ルシュカ孔と DNAP
電極の設置部位

翌年から VS 症例を共有し，共同執刀して蝸牛神経核モニタリング電極の開発と新たな術中持続聴覚モニタリング法の確立を目指すことになったのである．そして，2007 年 2 月，我々は蝸牛神経核活動電位の名を BAEP ではなく，CNAP になぞらえて DNAP と呼称することにした．

DNAP 電極の特徴と設置法

背側蝸牛神経核は「ルシュカ孔」にある．そして，そのサイズは約 2.2×5.5 mm である．先ず，この範囲をカバーするように DNAP 電極のデザインを行った(図 1)．電極の設置に際しては，ルシュカ孔に安定して留置するために我々はルシュカ孔の解剖学的特徴に着目した．図 2 のように，ルシュカ孔はいわば小さなポケット状の谷間である．その谷間を敢えて大きく開かず，入り口だけを開けて電極を滑り込ませれば安定すると考えた．背側蝸牛神経核は当然のことながら蝸牛神経

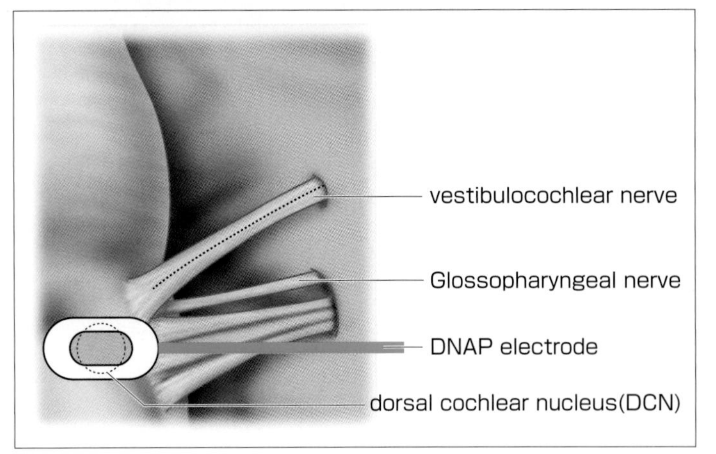

図 3.
舌咽神経と DCN の位置関係

表 1. DNAP と ABR，CNAP の比較

	DANP	ABR	CNAP
Average (time)	100～200 (6～12 sec.)	500～1000 (30～60 sec.)	50～100 (3～6 sec.)
Amplitude	Large	Very Small	Large
Stability	Fine	Poor	Good
Tumor size	All size	All size	Small size

の延長上に存在するが，そこは同時に舌咽神経の延長上でもある(図 3)．通常，ABI 手術ではルシュカ孔の指標として舌咽神経を用いるが，この解剖学的特徴を利用し，舌咽神経とその手前にある脈絡叢の間に電極を滑り込ませるようにして設置を行う．この際，上述のように電極挿入部だけのくも膜を切離し，決して左右に広く切離しすぎないことが鍵となる．大きな VS であっても，頭側から尾側を観察すれば大抵の場合は舌咽神経を見つけることができる．舌咽神経に沿って電極を留置するので，大きな VS であってもモニタリング電極が安定して設置できる点が DNAP 電極の大きな利点である．電極から延びるコードは尾側の筋肉などに縫合，もしくはドレープテープで固定する．電極とコードは腫瘍の裏側もしくは尾側にあるため，腫瘍の摘出操作の妨げにならないことも術者にとって大きな利点である．2008 年に我々は DNAP 電極の特許申請を行い，11 月に特許権を取得した(特許番号第4185562号：蝸牛神経背側核活動電位モニタリング電極および蝸牛神経背側核活動電位モニタリング装置)．

ABR，CNAP，DNAP の比較(表 1)

ABR はもっとも普及している聴覚モニタリング法である．簡便ではあるものの，皮膚で脳幹反応を計測するため微弱であり，多くの加算回数を要するため計測に 30 秒～1 分を要する．一方，CNAP は蝸牛神経上で活動電位を直接計測できるのでこの欠点がなく，大きな振幅を鋭敏に得ることができる．しかしながら，電極を神経上に設置するため安定性に欠けるほか，蝸牛神経が見えないような腫瘍，つまり脳幹に接するような腫瘍では計測できないという欠点がある．DNAP は ABR，CNAP のこれらの欠点がなく，計測時間は 6～12 秒とリアルタイムに準じる術中モニタリングが可能である．唯一の欠点は，電極の設置場所がルシュカ孔であるために，アプローチ法が TLA，RSA，もしくは後迷路法(retro labyrinthine approach；RLA)に限られることである(図 4)．

DNAP モニタリングによる聴力温存手術

DNAP 電極の設置は必ず腫瘍摘出操作前に行う．小脳橋角部での最大径が 3 cm を超えるような巨大腫瘍の場合は，舌咽神経を確認することは容易ではない．そうした場合を除き，原則として硬膜内操作のできるだけ早期に電極を設置して DNAP の計測を開始する．腫瘍の脳幹側を観察しようとして脳幹側を牽引しただけでも DNAP が低下することがあるからである．手術に慣れた術者であっても，いかに蝸牛神経が敏感で脆弱であ

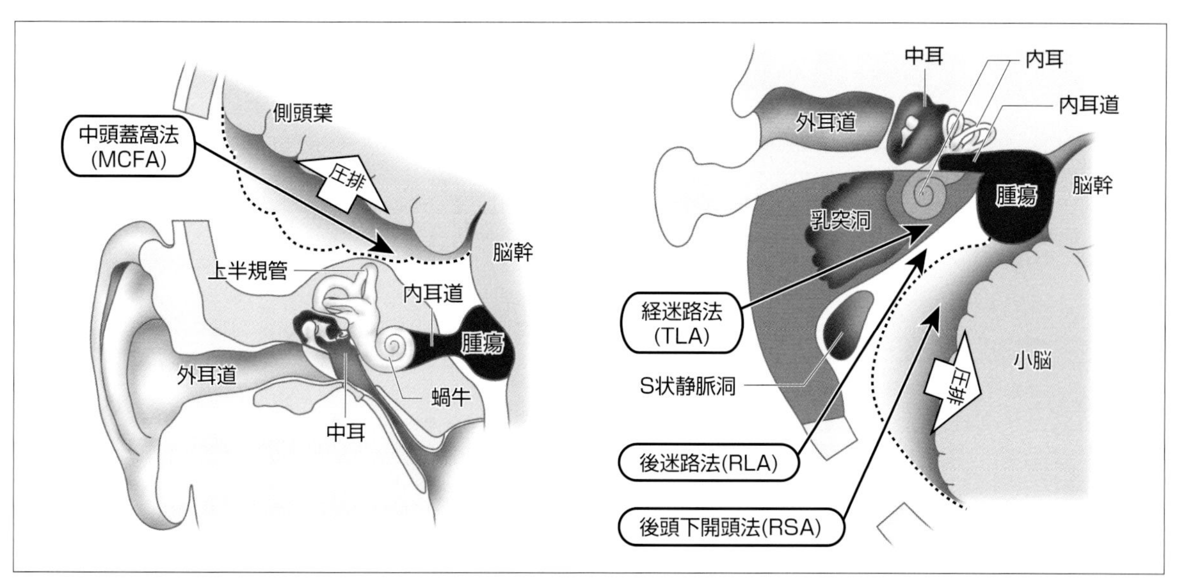

図 4. VS 手術の各アプローチ法

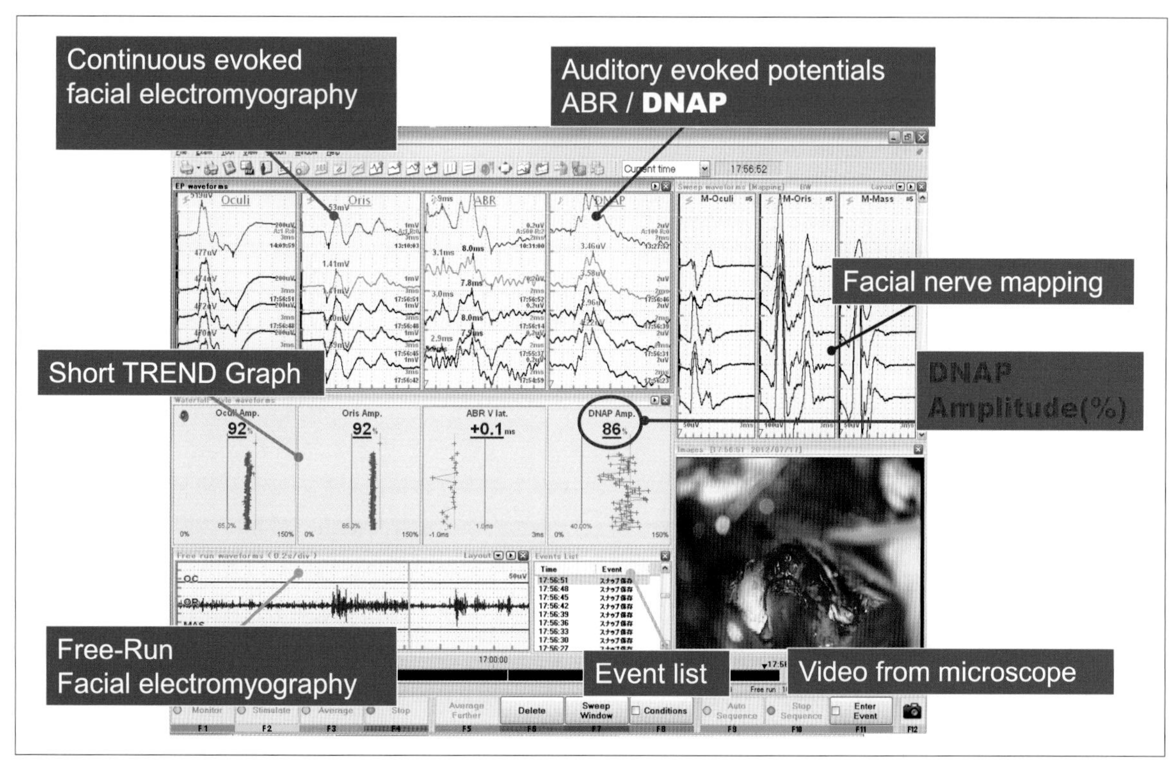

図 5. 術中持続神経モニタリング画面

るかを経験することであろう．最初に安定して得られたDNAPの最大振幅を100%と設定し，以降は100回加算(約6秒毎)もしくは200回加算(約12秒毎)で持続モニタリングを行う．モニタリングモニターでは現波形に加え，＜計測した振幅／初期の振幅＞×100%として初期の振幅からの低下を比率として表示される(図5)．我々は聴力温存症例からそのカットオフ値を40%と算出し，DNAPが急激に下がった場合は即座に手術操作を中止してその回復を待ち，最終的に40%以上で腫瘍摘出を終えることを最終ゴールとしている．回復に要する時間は蝸牛神経へのダメージによる

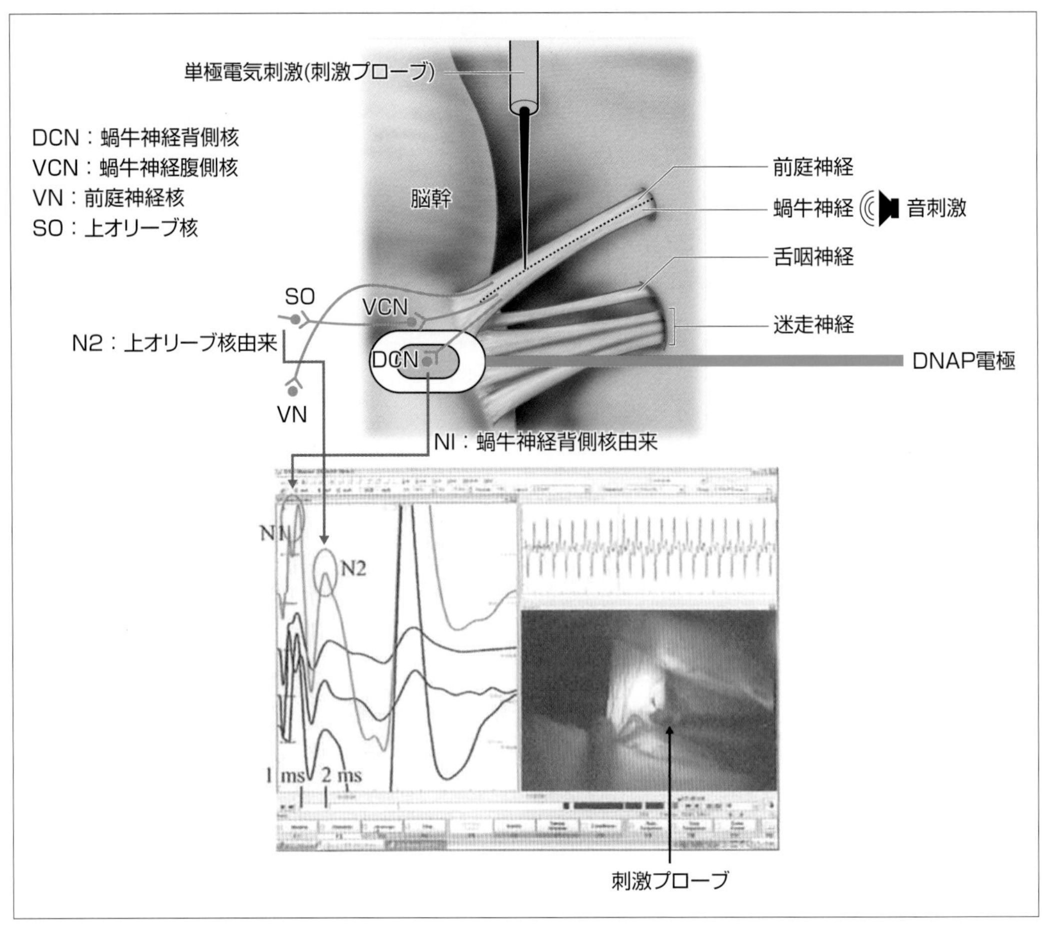

図 6. 蝸牛神経マッピング

が，牽引損傷の場合は15分程度で回復する．30分間待機しても戻らない場合は直達損傷の場合であることが多く，聴力温存は困難と判断している．鋭敏なDNAPモニタリングによって，我々は蝸牛神経を損傷する危険な手術操作を知ることができた[3]．DNAPの振幅が戻らない損傷として直達損傷に次いで多かったのが，バイポーラやドリリングによって発生する熱損傷であった．聴力温存手術の場合は，蝸牛神経近傍でのバイポーラによる不用意な止血操作は避けねばならない．

過去に行った連続89症例の多変量解析の結果から，聴力温存にもっとも貢献した手術中の因子を割り出したところ，「最終的なDNAP振幅」と「振幅回復までの待機時間」であった[3]．DNAPモニタリングは蝸牛神経にダメージを与える手術操作が何であるか，その方向や力加減を術者に自ずと教えてくれる．自分の手術操作を過信せず，DNAPモニタリングを信ずることが大切であるが，そのためには正しいモニタリングが行えていることが大前提である．最初に設置した音刺激用のイヤホンが術中に抜けかけたり，DNAP電極のコードに手が触れて電極が外れかけたりと，慣れないうちはケアレスミスに気が付かないことが多い．DNAPに変化が起きたときは先ず手術操作を止め，考えうる原因を一つひとつ迅速に確認する手術チームの体制作りも重要となる．

蝸牛神経マッピング（電気刺激による蝸牛神経の同定法）

顔面神経刺激装置による顔面神経のマッピングに使用する刺激プローブを用い，小脳橋角部から内耳道内の第8脳神経上で単極電気刺激(0.1〜0.4 mA)を行うものである(図6)．蝸牛神経側を刺激した場合はDNAP電極上で神経核からの反

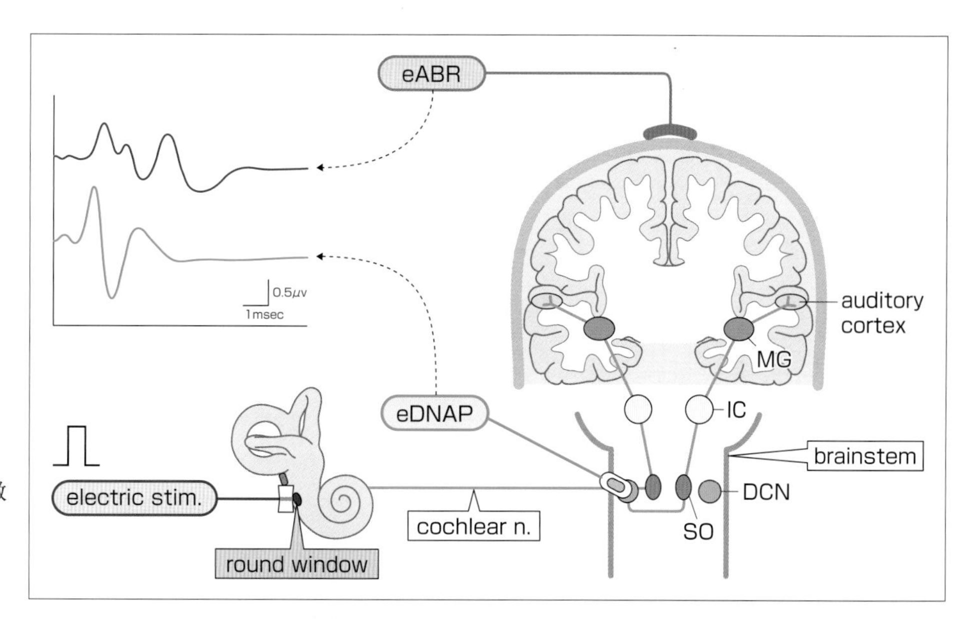

図 7.
正円窓電気刺激による eABR, eDNAP 測定

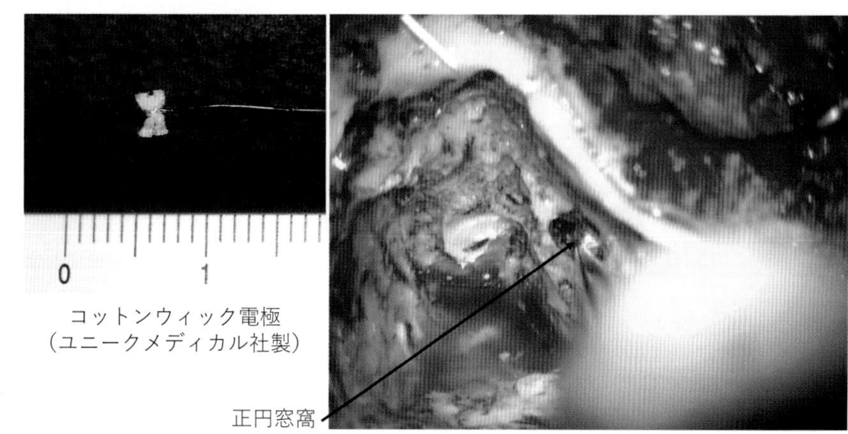

図 8.
正円窓電気刺激用電極

応の 1 ms 後に上オリーブ核からの反応が得られるのに対し，前庭神経側を刺激した場合には神経核からの反応しか得られない．この違いを利用して蝸牛神経の同定を行う．ただし，計測には50回程度の加算が必要なため，約 3 秒間刺激プローブを同部位に接していなければならない．顔面神経のマッピングの手法とは異なる点に注意したい．

正円窓電気刺激による eABR，eDNAP 測定（図 7）

経外耳道的に，あるいは後鼓室開放術によって正円窓窩を露出し，蝸電図測定などに使用する市販のコットンウィック電極（CE 電極 DS-101-300UO，株式会社ユニークメディカル製）を正円窓窩に留置する（図 8）．蝸牛神経マッピング同様に単極電気刺激（0.1～1 mA）を用い，刺激のアーチファクトを軽減するため刺激の極性を交互に反転し加算を行う．また，顔面神経へ刺激が波及すると筋電図成分が混入するため，電気刺激の前に筋弛緩剤を投与し，その効果が十分に得られてから測定を行う．正円窓への電気刺激により，eABR と eDNAP が導出され，刺激の電流量の増加に伴い振幅が大きくなる結果（図 9）が得られれば，電気生理学的に正円窓から蝸牛，蝸牛神経，蝸牛神経核までの聴覚伝導路の伝導性が保たれていることを示唆する．この技術は欧州では，蝸牛神経低形成や無形性症例に対し，人工内耳（cochlear implant；CI）と ABI の選択をする際の術中診断法として注目されている．

蝸牛神経温存手術＋CI 同時手術

本邦では未だ ABI は未承認医療機器であるため，両側 VS（神経鞘腫 II 型）症例や，片側の VS で

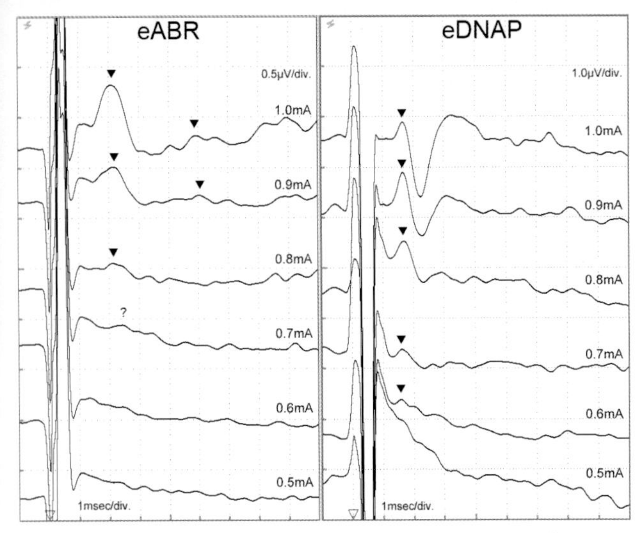

図 9．正円窓電気刺激による eABR，eDNAP の導出

あっても健側が聾である両側聾症例に残されている聴覚再獲得の手段は，蝸牛神経温存手術＋CI 同時手術だけである．蝸牛神経を解剖学的に温存して VS を完全摘出をしたうえに，上述の電気生理学的検査により正円窓から蝸牛，蝸牛神経，蝸牛神経核までの聴覚伝導路の伝導性が保たれていることが確認できれば，確証をもって CI 手術を同時に施行することができる．病によって聴覚を奪われた VS の人々にとって，今後この手術法は大きな福音となることに違いない．

聴力温存手術の適応，治療のタイミングの根拠

VS治療の主流はウェイトアンドスキャン（W & S）である．治療によって聴力や顔面神経機能を損ない，患者の QOL が低下することがわかり，治療をしないほうがむしろ QOL が良いとの報告があるほど，VS 治療は難易度が高い．しかしながら，我々は困難な治療を避けるために W & S を行うのではなく，治療として正しい W & S を行わねばならない．その根拠としてもっとも有名なのが，コペンハーゲン大学のチームが 1,144 人の VS 患者を対象にして行った，VS の W & S 中に生じた聴力低下と腫瘍増大についての報告である[4]．VS は内耳道内に限局するタイプ（intra meatal type）と脳槽に進展するタイプ（extra meatal type）とに大別されるが，約 5 年間の W & S 中に腫瘍増大が生じるのは，intra meatal type では 5 人に 1 人，extra meatal type では 3 人に 1 人だけと判明した．聴力低下については，初診時に 2 人に 1 人は聴力低下がないが，約 5 年間の W & S 中に聴力の良い人も 2 人に 1 人は聴力が低下していた．このように，VS 患者の 4 人に 3 人は W & S 中に聴力低下が進行する．聴力温存手術の適応を考えると，聴力が低下する前に温存手術を行うと考えるのは自然のことであるが，大きな例外がある．語音弁別能が 100％のケースである．一般に，語音弁別能が 70％以上を良聴耳と分類するが，100％のケースだけは分けて捉えるべきである．90％以下の群は 80％，70％と低下するに従い年々聴力低下が生じていたのに対し，100％の群は 5 年以上，極めて緩徐にしか低下していなかったのである．聴力が良いうちに温存手術を望む患者は多いが，我々は語音弁別能が 100％のケースや左右差のない 95％のケースには腫瘍増大が生じても半年毎の W & S を継続している．

DNAP モニタリングや蝸牛神経マッピングによって，我々は手術による聴力温存率を 70％以上のレベルにまで上げることができた．一方で，VS は緩徐に成長する良性腫瘍であり，治療に至るような腫瘍増大を示すケースの頻度は 20〜30％しかないと知り，さらに聴力低下をきたしにくいケースの特徴もわかってきた．こうしたエビデンスに基づいた W & S を行い，正しい治療の適応とタイミングについて判断を行うことが肝要である．そして，治療が必要になったケースには可能なすべての選択肢を提示し，治療後の QOL を患者とともに考えることを心得たいものである．

終わりに

我々は VS 手術に特化した術中持続神経モニタリングのシステムを日本光電工業（株）とともに開発し，2011 年に製品化した．DNAP 電極はそれから 3 年後の 2014 年に欧州 CE マークを取得し，2016 年に日本薬機法認可，2017 年に米国 FDA 認可を取得した．特許権取得から 10年と大変長い道のりであったが，現在では欧州と日本を中心に 7

か国，18 施設で導入され，今後は米国での普及が期待されている．

この技術の開発と普及には国内外の実に多くの方々の協力をいただいた．中でも，盟友である東京大学脳神経外科の中冨浩文先生，日本光電工業(株)佐野　仁氏，馬瀬隆三氏，恩師のフランス Marseiile-Aix II 大学名誉教授 Jacques Magnan 先生，同僚のデンマーク Copenhagen 大学教授 Per Caye-Thomasen 先生にはこの場を借りて心から感謝の意を表したい．

文　献

1) Hosoya M, Oishi N, Nishiyama T, et al：Preoperative electrophysiological analysis predicts preservation of hearing and facial nerve function following vestibular schwannoma surgery with continuous intraoperative neural monitoring：Clinical outcomes of 22 cases. Clinical Otolaryngology, **44**(5)：875–880, 2019.

2) Moller AR, Jannetta PJ：Auditory evoked potentials recorded from the cochlear nucleus and its vicinity in man. J Neurosurg, **59**：1013–1018, 1983.

3) Nakatomi H, Miyazaki H, Tanaka M, et al：Improved preservation of function during acoustic neuroma surgery. J Neurosurg, **122**：24–33, 2015.

Summary　聴力と顔面神経機能の温存のためには術中持続神経モニタリングの電位の維持と低下した際の手術待機が重要と分析した．

4) Stangerup SE, Caye-Thomasen P, Tos M, et al：The natural history of vestibular schwannoma. Otol Neurotol, **27**：547–552, 2006.

Summary　聴神経腫瘍の大規模データベース解析を行った．W & S中に聴力低下と腫瘍増大がどう変化するかを明らかにした．

MB ENT, 247：25-33, 2020

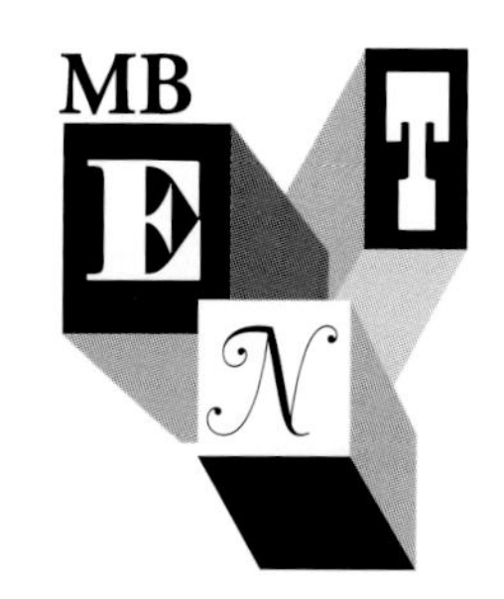

◆特集・耳鼻咽喉科診療の新しいテクノロジー

鼓膜再生療法

金丸眞一*

Abstract 組織工学的手法による鼓膜再生療法が健康保険の適用治療となり，世界初の鼓膜再生用治療薬リティンパ®の薬機承認で，鼓膜再生が外来レベルで行えるスタンダードな治療となった．本治療法の発見・確立には，鼓膜再生過程の研究に負うところが大きい．一般に，新治療の開発と実用化への過程は，① 基礎研究，② 非臨床試験，③ 臨床治験，④ 薬機承認，⑤ 保険適用，⑥ 市販がある．この過程で数多くの乗り越えなければならないハードルがあるが，もっとも重要なものは，特許取得とパートナー企業を見出すことである．前者では特許申請と論文発表のタイミング，後者では自ら積極的な活動を行ってパートナー企業を探すことが重要である．上記の過程で，国が整備を進める研究実用化支援事業などを活用することは非常に有効と思われる．今後，我が国での普及のみならず，欧米，中国での臨床試験を予定し，鼓膜再生療法を世界のスタンダードな治療にすることを目指している．

Key words 鼓膜再生(regeneration of the tympanic membrane)，保険適用(health insurance coverage)，リティンパ®(Retympa®)，臨床治験(clinical trial)，薬機承認(pharmaceutical approval)

はじめに

鼓膜再生療法が，2019年11月19日，我が国で健康保険の適用治療となった．そして，同年12月9日世界初の鼓膜再生治療薬リティンパ®(ノーベルファーマ株式会社，東京，日本)(図1)の販売が開始され，耳科手術の経験のある耳鼻咽喉科医であれば，スタンダードな治療として鼓膜再生療法を施行できるようになった．これまで，少なくとも耳後部切開と自己組織採取が必要であった鼓膜形成術や鼓室形成術の一部が，外来レベルで治療可能となったことになる．術後も日常生活での制約がほとんどなく，鼓膜穿孔のみが原因の聴力障害の場合は，気骨導差のほとんどない理想的聴力改善が得られる．まさに近未来型の再生医療が現実のものとなったのである．

鼓膜再生医療開発への布石

鼓膜穿孔は，単純に鼓膜に穴が開いているということに留まらず，難聴をより複雑なものにし，患者のQOLを著しく低下させる要因となる．近年，難聴が認知症を助長する大きな要因の1つであることが報告されているが[1)2)]，急速に高齢化が進む我が国やその他の先進国にあっては，コミュニケーション障害がもたらす種々の問題を過小評価すべきではない．しかし，鼓膜穿孔に対する現行の治療法は，患者にとっては心理的ハードルが高く，実際に手術に踏み切る患者は少ない．

組織工学の発展とともに，我々が手にできる治療法に大きな変革が生じた．生物が本来持つ自己修復のシステムを取り入れた治療法(再生医療)の開発である[3)4)]．鼓膜は本来再生しやすい臓器である．したがって，鼓膜再生のメカニズムを研究す

* Kanemaru Shin-ichi，〒530-8480 大阪市北区扇町2-4-20　医学研究所北野病院耳鼻咽喉科・頭頸部外科，部長／同病院難聴・鼓膜再生センター長(兼任)

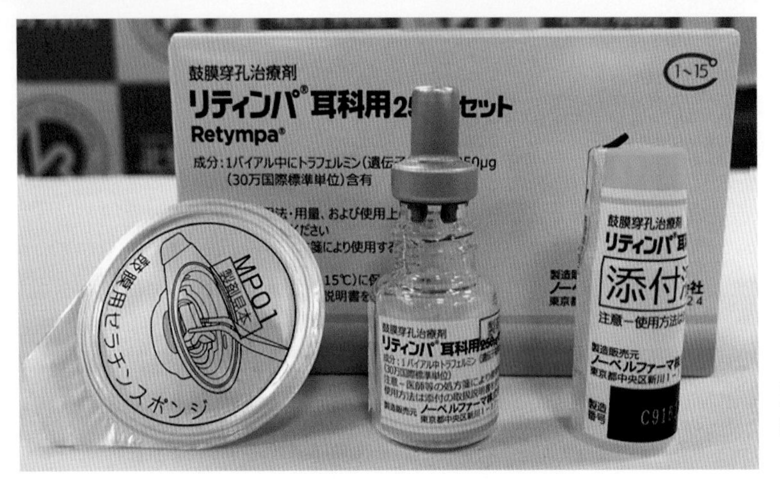

図 1.
鼓膜再生用治療剤リティンパ®

ることで，より簡単・安全で患者が受けやすい治療法を開発する大きなヒントが得られた.

1．鼓膜穿孔治癒のメカニズムの研究

鼓膜の自然再生メカニズムの研究[5)~8)]から，鼓膜を構成する3層構造のうち，初めに上皮層が伸び，中間の線維層はそれを足場にして後から伸び，各層の再生速度と再生のしやすさが異なることがわかった．中間の線維層は，鼓膜に強度と弾力性を与えているが，その上層と下層にある上皮層や粘膜層に比較して再生速度が遅く再生しにくい．そのため，再生の早い上皮層と粘膜層が中間層を越えて互いに接着すると，線維層が成長する場がなくなり，それ以上成長できなくなる．その時点で，上皮層と粘膜層の再生が止まると穿孔が残存する．再生が進行して穿孔が閉鎖された場合は，線維層のない脆弱で透明な鼓膜が形成される．これは perforation scar と呼ばれ，軽度の圧変化によっても再穿孔をきたすことがある.

鼓膜は，本来非常に再生しやすい組織であることは先にも述べたが，これは鼓膜およびその周辺に鼓膜再生の元になる組織幹細胞もしくは前駆細胞が存在することを示唆する．動物実験でこれらの細胞が鼓膜輪およびツチ骨(臍，柄)に存在すること，また鼓膜に損傷を加えることでこれらの細胞が増殖を開始することが報告されている[9)10)].すなわち，鼓膜が損傷された場合に損傷そのものがトリガーとなって，再生のメカニズムにスイッチが入るものと考えられる．しかし，感染や慢性炎症など再生環境が悪い場合や大穿孔の場合，再生細胞の成長が途中で止まり穿孔が残存することになる．慢性穿孔では，これらの細胞は休止した状態にあると考えられる.

2．鼓膜再生の治療薬剤

鼓膜再生の自然経過の観察から，鼓膜再生を効率よく進行させるうえで，以下の4つの要因が重要であることがわかり，*in situ* tissue engineering の概念[11)]に基づき，再生に必要な組織工学の3要素である細胞・足場・調節因子と良好な再生環境の創出のためにこれらを応用した[12)13)].

(1) 細胞移植は行わず，組織幹細胞／前駆細胞を活性化するための鼓膜穿孔縁の新鮮創化

(2) 鼓膜中間層である線維層の成長促進因子として線維芽細胞増殖因子(basic Fibroblast Growth Factor；b-FGF)を選択

(3) 再生細胞が成長するための足場として b-FGF を徐放し細胞伸長を妨げない比較的疎な構造をもつゼラチンスポンジを選択

(4) 良好な再生環境の維持を目的にゼラチンスポンジを被覆するフィブリン糊の使用

鼓膜再生療法の処置手順

鼓膜再生用剤としてゼラチンスポンジと b-FGF のキット：リティンパ®(図1)とフィブリン糊(Beriplast®：CSL Behring K.K., Tokyo, Japan)を使用する.

図2に示したように，まず鼓膜穿孔のある残存鼓膜とその周辺を含めた外耳道を麻酔するために，4%リドカインを浸潤させた綿球を外耳道か

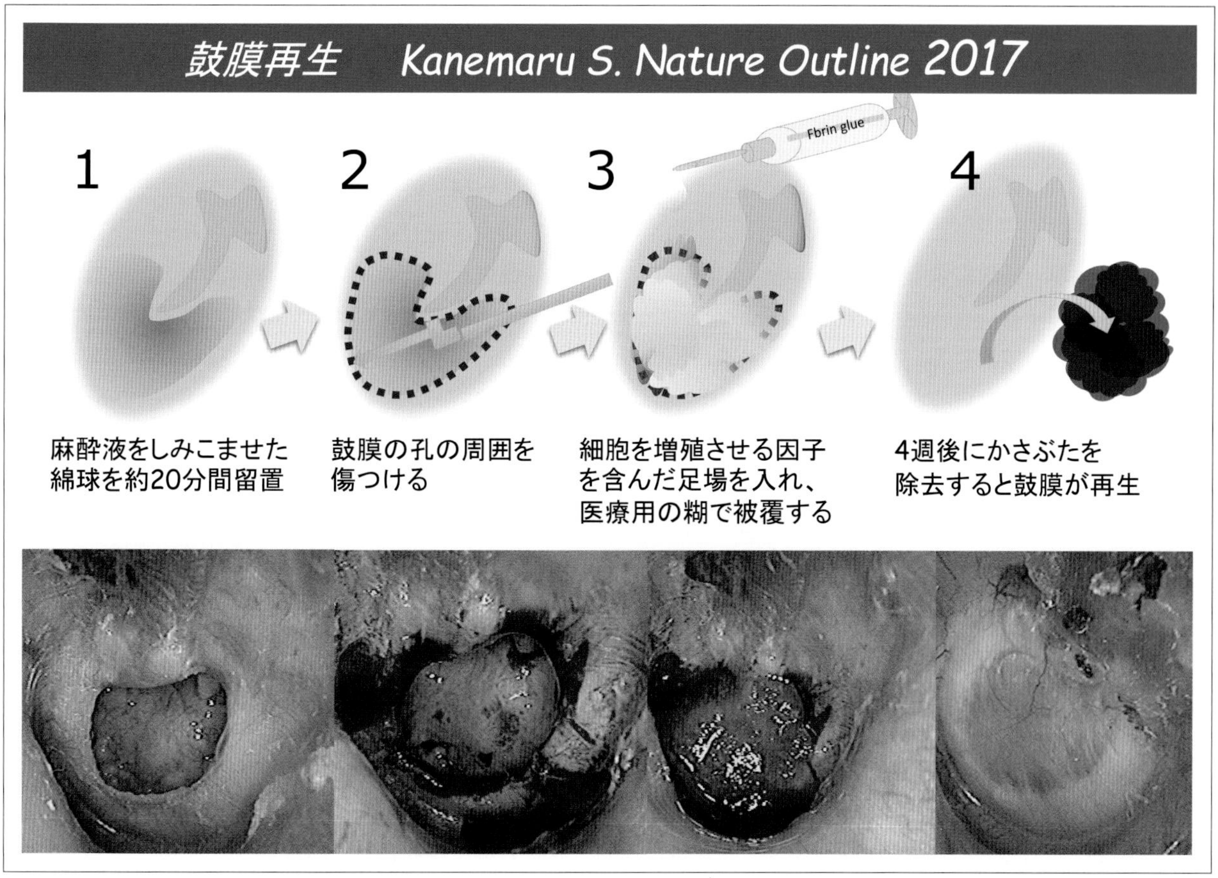

鼓膜再生　Kanemaru S. Nature Outline 2017

Fbrin glue

1 麻酔液をしみこませた綿球を約20分間留置

2 鼓膜の孔の周囲を傷つける

3 細胞を増殖させる因子を含んだ足場を入れ、医療用の糊で被覆する

4 4週後にかさぶたを除去すると鼓膜が再生

図 2. 鼓膜再生処置手順

ら挿入し，約15～20分間留置する．効果が不十分な場合は，繰り返し行うか，注射による麻酔(1%リドカイン)を行う．その後，鼓膜切開刀やローゼンの探針などを用いて鼓膜穿孔縁の新鮮創化を図る．この際，鼓膜が有する3層構造すべてを全周性に新鮮創化するようにする．

次に，ゼラチンスポンジにb-FGFを浸潤させ，鼓膜穿孔の大きさに合わせてそれをトリミングし，鼓室内および外耳道に充填する．この場合，ゼラチンスポンジが鼓膜穿孔縁と完全に接し，残存鼓膜を鼓室と外耳道側から挟むように隙間なく複数個のスポンジを留置することが重要である．最後にフィブリン糊を数滴滴下し，ゼラチンスポンジ全体を被覆・接着する．3～4週間後，鼓膜上面の痂疲を除去すると再生した鼓膜を確認できる．痂疲が固着している場合は4%リドカインや生食を浸潤させた綿球を外耳道から挿入し，約20分間留置した後に除去する．1回の鼓膜再生処置で完全な再生が得られない場合は，鼓室内や外耳道内に残ったゼラチンスポンジ・痂疲などを除去した後に，残った穿孔縁の周囲を新鮮創化し，上処置を繰り返し行う．最大4回までの処置が可能である．これは，これまでの臨床経験から5回目以降の処置で鼓膜再生が成功する確率が非常に低いからである．また，再生処置を行った後，感染・炎症により耳漏を認めた場合はいったん再生を中止し，抗生剤の内服・点耳などにより消炎・耳漏停止をはかり，十分な時間間隔(数ヶ月かかる場合もある)ののち再開する．稀に，ゼラチンスポンジ，b-FGF，フィブリン糊各々に対するアレルギー反応を示す症例もあることを念頭におく．

術後は，鼻をかむ・すするなどの行為は厳禁とし，航空機など気圧の変動を避ける．また，くしゃみ，せきなどは自然に行い，我慢したり，手で口をおさえるなど耳に圧のかかるような行為をしない．さらに，患側を濡らさぬよう入浴などでは留意し，耳内をさわらないようにする．

臨床試験

1．単一施設による preliminary study

1）患　者

患者は，鼓膜穿孔を有し中耳・外耳に活動性の感染・炎症がないことを確認した総数 218 例(232 耳)．鼓膜穿孔原因は，慢性中耳炎症例(n＝136)，外傷性鼓膜穿孔陳旧症例(n＝42)，滲出性中耳炎による鼓膜切開ないし鼓膜チューブ留置後の穿孔遺残例(n＝26)，鼓膜閉鎖術ないし鼓室形成術施行後の再穿孔症例(n＝15)，熱傷例(n＝4)，放射線照射後(n＝3)，不明(n＝6)．男女比 101：117 の 8～91 歳の患者である．

2）評価法

4 回までの施行に対し，鼓膜穿孔閉鎖の有無を穿孔の大きさ，処置回数で評価し，最終処置 3 ヶ月後の聴力改善の程度と有害事象の有無を評価対象とした．

3）結　果

結果は表 1 に，再生例を図 3 に示す．全体では鼓膜穿孔閉鎖率 81.5%(189/232 耳)で聴力改善も気骨導差が少ない良好な聴力改善が得られた．鼓膜再生が成功した 189 耳のうち再生に要した処置回数は，2 回目までに 80%以上が閉鎖することがわかった．有害事象としては，一時的耳漏がもっとも多く 15.1%(35/232 耳)，鼓膜陥凹した症例 8.2%(19/232 耳)の一部で鼓膜切開を要するもの 2.2%(5/232 耳)があった．また，真珠腫 3.9%(9/232 耳)は鼓膜上皮下にできたもので，いずれも探針で除去できる程度のものであった．

鼓室形成術などで鼓膜輪やツチ骨が欠損した手術後の症例は，再生が難しく，それらが残存されている症例の一部だけが再生に成功し，再生率 26.7%(4/15 耳)となった．熱傷・放射線治療後による鼓膜穿孔例は，再生率 0%であった．以上の結果から，これらの症例では組織幹細胞／前駆細胞の消失が考えられた．観察期間 3 ヶ月中に 4 例に再穿孔 1.8%(4/232 耳)が認められたが，穿孔の大きさはすべて pin hole 程度であった．

表 1．単一施設による臨床試験の成績

鼓膜穿孔の大きさによる分類		Grade Ⅰ (n＝85)	Grade Ⅱ (n＝83)	Grade Ⅲ (n＝64)
閉鎖率		81.2% (69/85)	86.7% (72/83)	75.0% (48/64)
聴力改善(3 分法)		9.1 dB	12.4 dB	16.3 dB
有害事象	真珠腫発生	1	3	5
	一時的耳漏	8	14	13
	鼓膜陥凹	4	8	7

Grade Ⅰ：穿孔 1/3 以下，Grade Ⅱ：穿孔 1/3～2/3，Grade Ⅲ：穿孔 2/3 以上

2．医師主導型多施設間臨床試験の概要[14]

1）目　的

鼓膜穿孔を有する患者を対象に，NPC-18(b-FGF：トラフェルミン＋ゼラチンスポンジ)と FBG-18(フィブリン糊)を用いた鼓膜再生療法の有効性と安全性の検討

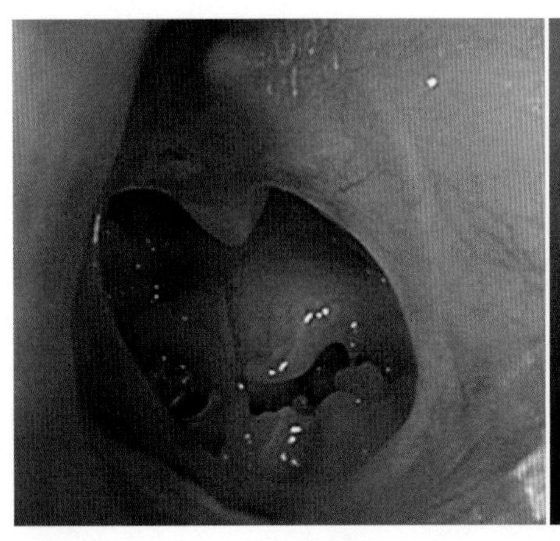

a．再生治療前

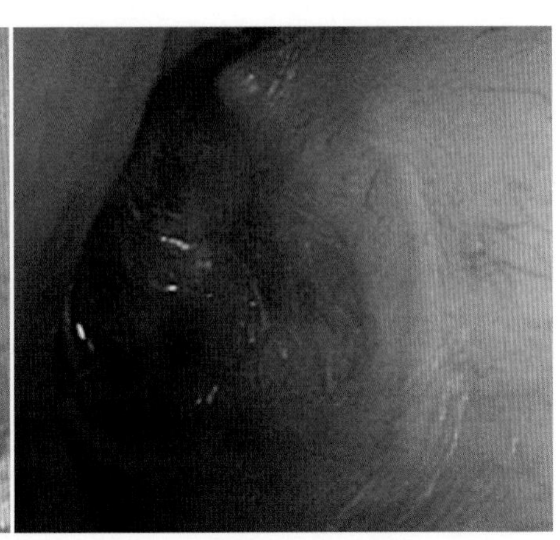

b．再生治療 1 ヶ月後

図 3．鼓膜再生療法による再生例

2）対象施設

京都大学附属病院，慶應義塾大学病院，先端医療センター病院

3）対象患者

20人(男性：6例，女性：14例，年齢：68歳(23～78歳)，左：10耳・右：10耳)

4）患者背景

(1) 鼓膜穿孔の原因

慢性中耳炎14例(70%)，外傷4例(20%)，鼓膜チューブ留置後1例(5%)，その他1例(5%)

(2) 鼓膜穿孔の大きさ(画像評価委員会判定のGrade)

Grade Ⅰ(鼓膜穿孔が全体の1/3以下)11例(55%)，Grade Ⅱ(鼓膜穿孔が全体の1/3以上2/3未満)5例(25%)，Grade Ⅲ(鼓膜穿孔が全体の2/3以上)4例(20%)

(3) 鼓膜穿孔診断日からの経過年数

6ヶ月以上1年未満4例(20%)，1年以上5年未満7例(35%)，5年以上10年未満2例(10%)，10年以上7例(35%)

5）試験期間

2015年1月～2015年9月(症例登録期間)，2016年2月(追跡終了日)

6）デザイン

単群

7）評価項目

鼓膜閉鎖処置終了後16週における鼓膜閉鎖の有無と聴力改善の有無，有害事象の有無

8）有効性の評価

鼓膜閉鎖割合の95%信頼区間の下限が50%よりも高い場合に有効と判定

3．医師主導型多施設間臨床試験の結果[14]

1）鼓膜閉鎖の割合

観察期4週における鼓膜閉鎖の割合は80%(16/20例)であり，その95%の信頼区間は56.3～94.3%であった．観察期16週における鼓膜閉鎖の割合75%(15/20例)で，その95%信頼区間は50.9～91.3%となり，95%の信頼区間の下限は50%を超えており，本鼓膜再生療法の有効性が検証された．鼓膜穿孔が認められなかった5例の患者の内訳は，4回の鼓膜再生術を受けて，4例の患者は閉鎖しなかった．1例の患者は，2回の鼓膜再生術でいったん鼓膜閉鎖が認められたが，後に再穿孔をきたした．

2）鼓膜穿孔の縮小率

観察期4週，16週における鼓膜穿孔の縮小率(95%信頼区間，画像評価委員会の判定)は，各々92.5%(83.5～100%)および92.2%(82.9～100%)であった．

3）聴力改善

鼓膜再生術を受けた全例に聴力改善がみられた．観察期4週および16週での聴力改善は，いずれも100%(20/20例)で，95%信頼区間は83.2～100%であった．治療前後における気骨導の平均聴力レベル(3分法：500 Hz，1000 Hz，2000 Hzの平均値)の変化を示した．治療後は観察期4週，16週いずれも治療前と比較し，有意な聴力改善を認めている．

4）有害事象の発生

鼓膜再生術施行開始から観察期16週の観察終了までの間に有害事象が認められた患者数は13例(65%)で，重篤な有害事象はなかった．耳漏の6例は治験薬との因果関係は否定されなかった．認められた有害事象は，耳漏7例(35%)，鼻咽頭炎3例(15%)，喘息2例(10%)，その他，齲歯，嘔吐，中耳炎，副鼻腔炎，膣感染，浮動性めまい，坐骨神経痛，薬疹，血中フィブリノゲン増加，C-反応性蛋白増加が各1例(5%)であった．

医薬品承認，保険収載への道のり

新治療の開発と実用化への過程は，① 基礎研究，② 非臨床試験，③ 臨床治験，④ 薬機承認，⑤ 保険適用，⑥ 市販である．これまで，アカデミア(大学や各種研究機関)から発せられたシーズ(医療分野では新治療や新医薬品・医療機器など)の多くは，上記の ① あるいは ② までの段階であり，これを一般的な治療とするまでの開発のロードマップは，図4に示すように新治療の特許申請

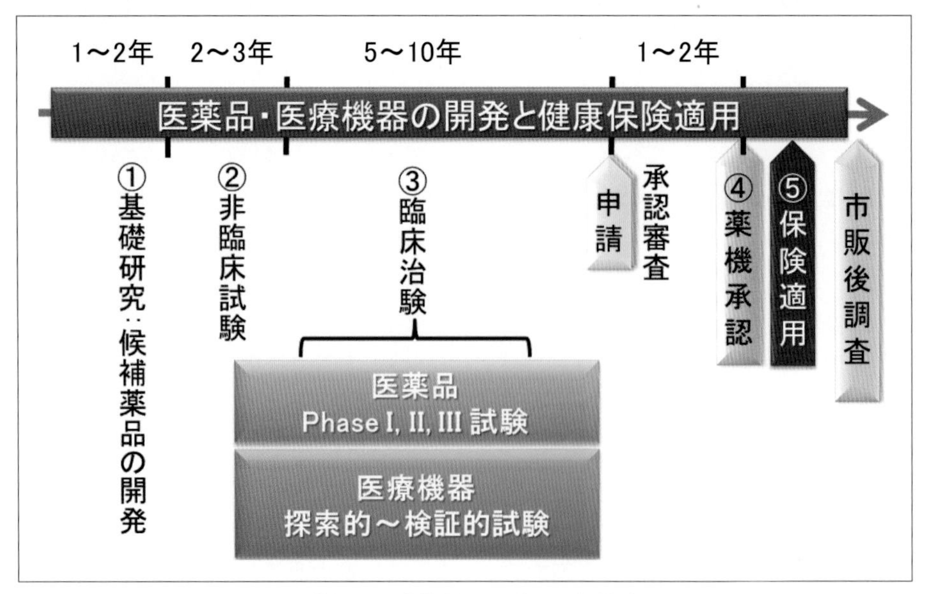

図 4. 医薬品・医療機器の開発から保険適用まで

とその取得から始まり健康保険収載までである．この過程で乗り越えなければならない数多くのハードルがあり，シーズから保険適用，市販にまで至るのは，実に一万数千分の一の割合しかない．誌面の都合でこれらの詳述はできないが，新治療の開発者が医師あるいは研究者である場合，もっとも重要な項目である特許取得とパートナー企業を見出すことについて述べる．

1．特許取得

特許取得は，新治療の実用化に向けてもっとも重要な要件で，非常に初期の段階(上記①②)で申請を行う必要がある．新しければすべてのものに特許性があるというわけではなく，新治療に伴う薬剤・医療機器には特許性があっても，日本では治療法そのものに対して特許は許可されない．したがって，既存の薬剤や医療基材を使った新しい治療法の場合は，その薬剤・医療基材あるいはその組み合わせで特許を取得することになる．

2．特許申請の2つのハードル

1）特許に関する知識不足

論文はもちろん学会発表の抄録でも，すでに発表されていると特許性はない．自分の発表(公への周知)であっても自分の特許申請ができなくなることに留意すべきである．しかし，新治療にそれなりの科学的根拠を与えるのは，やはり論文(査読システムのある英文誌)である．したがって，特許出願のタイミングが重要である．ちなみに，鼓膜再生に関しては，特許申請の約2年前には論文は完成しており，出願の日の約半年前に投稿し出願直後に論文が出ている．また，特許の権利を有するのは，「発明者ではなく出願者に限る」という規定を知らないために，事前にパートナー企業との間に十分な契約を取り交わさず，発明者としてのみ出願した場合，後に大きなトラブルを引き起こすことがある．この段階でパートナー企業と関係がこじれてしまうと，自らが開発した治療法を特許によって阻まれ，その治療法は永遠に日の目を見ないことになる．

2）特許申請の煩雑さとその費用

特許申請を個人で行うことはかなりの手間と時間が要求される．特に，国内のみでなく海外特許の取得を図ろうとする際はなおさらで，言語の違いや各国の申請様式の違いなどをすべてクリアする必要がある．さらに，現地審査官からの拒絶理由通知に対する反論などのやり取りやそれに要する費用などは，個人対応の範囲を超えている．特許成立後も，特許保護・維持のため同様の対処を迫られることがある．

現在は，アカデミアでの基礎研究に起因する特許の所有権は，原則としてアカデミアに属し，特許申請はアカデミアの担当部署TLO(Technical Licensing Office)が行う．そして，その特許が最終的に利益を生んだ場合，その額に応じて発明者である医師・研究者に分配される割合が変化するシステムを作っているところが多いようである．これは，特許申請の煩雑さとその費用負担を避けるためには，非常に有効であり利用すべきである．

3．パートナー企業を見つける

先にも述べたが近年，大学にはTLOなどの名称で研究者の支援を行っている場合がある．多くは特許申請・取得までの段階の支援である．そこから先の段階になると，やはり自分の力でパートナー企業を探さざるを得ないのが現状である．すなわち，基礎研究で新たな治療を開発しTLOなどの支援で特許申請も行ったが，これを患者にまで届けるためのプロセスを引き受けるパートナー企業を見つけられないまま，特許の期間がどんどん短くなっていく．まるで時限爆弾を抱えたままスイッチだけを入れてしまうといったことにもなりかねないのである．したがって，自ら積極的な活動を行ってパートナー企業を探すべきである．“「良い治療」であるからそのうち企業の目に留まるだろう”と高をくくって何も行動を起こさないでいると，本当に何も起こらない．座して死を待つ愚を犯してはならないといえる．

パートナー企業を見つけるためには，新治療が，医学的重要性とともに市場性を十分に備えたものであるかどうかを開発者の側がしっかりと認識している必要がある．すはわち，単に「良い治療」「患者のためになる治療」というだけで，対象患者が極端に少ない場合や開発費用がかかりすぎる場合，さらには安全性や有効性が低いなどの問題がある場合は，企業が開発に乗り出そうとはしない．

ただ，国の側からは患者数の少ない疾患に対する医薬品・医療機器の開発を促進するため，一定の基準を満たすものをオーファンドラッグ(希少疾病用医薬品・医療機器)と指定し，助成金の交付，税制での優遇，優先審査，相談・審査手数料の減額など優遇措置をとっている．

一方，企業の側にも問題がある．新しい治療法や新薬の開発能力・体力が不十分な場合，薬機承認申請や厚生労働省との折衝などに専門家集団を有していない場合などは，事業化という段階には至らない．また，アカデミアと企業との間には，異なった基盤に端を発する発想の大きなギャップが存在し，いかにそれを互いに認識して歩み寄るかが重要である．そしてこの両者を結び付けるシステムが十分に整備なされていないことそのものが，シーズが‘もの’にならない本質的な原因であるともいえる．

4．研究実用化支援事業

上記のような状況を打開する目的で，日本医療研究開発機構が行っている整備事業として，橋渡し研究支援拠点や臨床研究中核病院などにおいて，アカデミアなどによる革新的な基礎研究の成果を一貫して実用化に繋ぐ体制を構築し，人材確保・育成を含めた拠点機能の強化やネットワーク化を目的とした複数の基盤整備事業とシーズを育成し，実用化を目指す橋渡し研究や医師主導治験を支援する研究開発課題に着手している．先端医療振興財団(現，神戸医療産業都市推進機構医療イノベーション推進センター)は，早くから実績を上げてきた橋渡し機関である．筆者の鼓膜再生もここでパートナー企業の紹介を受け，実用化の方向に大きな歩を進めることができた．このような施設がうまく稼働していることは，我が国の先端医療を支える大きな推進力となっており，今後ますますその重要性が増していくと思われる．

鼓膜再生療法の今後の展開

1．海外展開

現在，米国で医師主導型臨床治験(Phase Ⅲ)を実施しているが，日本国内でも米国でも薬機承認などを得るためには，Phase Ⅰ～Ⅲまでの臨床試験(治験)が必要である．我が国の薬機承認に相当する米国FDA(Food and Drug Administration)の承認には原則として異なるデザインのPhase

Ⅲ試験を２つ施行し，pivotal study の要件(新規の治療薬または治療法において有効性を示す主な根拠となり，後の治療を変えるような重要な中枢となる試験)を満たす必要がある．各国での臨床試験(治験)の方式は国によって異なるが，日本，米国，EU などはほぼ同一の手順で行うことになっており，無駄な労力を省くことができる．

鼓膜再生は，米国で今後２つ目の治験，さらに並行して EU，中国での治験を予定している．

2．鼓膜再生医療の今後の展望

外傷や陳旧性中耳炎などで遺残した鼓膜穿孔など耳漏を有しない単純鼓膜穿孔の患者数は，鼓膜穿孔を有する全患者数の 20％とみた場合，全世界での患者数は3,000万～8,000万人と推定される．そして，これらの患者の大半はアジアを中心とする発展途上国に集中している[15]．

通常の鼓膜形成術などの耳科手術は，本格的な手術室と数多くの手術器具が必要で，通常は全身麻酔下で施行されることが多い．また，耳後部の皮膚切開と側頭筋膜など自家組織の採取をはじめ，多段階処置を要し，少なくとも１時間程度の手術時間が必要である．加えて一定期間の安静や日常生活における制約を伴う．さらに大きな問題として，これらの耳科手術ができる技量を持った医師の養成にはかなりの年月を要し，それを指導する上級医師の存在が不可欠である．これに対し，本鼓膜再生療法は，単純穿孔に対しては，綿球による浸潤麻酔時間を除いて，穿孔縁の新鮮創化とゼラチンスポンジの留置のみでわずか 15 分程度の処置で終わる．外来の診療用の椅子あるいは簡易ベッド上で処置可能で，使用する処置器具も数種類で，簡便な顕微鏡あるいは内視鏡があれば十分治療可能である．術後の入院や安静も不要で，通院も処置後 3，4 週に１回程度である．また，医師の養成に関しても，従来の手術手技と比較して非常に簡単で少ない処置であることから，短期間により多くの術者を育成可能である．医療経済的な視点からも，鼓膜再生療法と鼓膜形成術を施行する場合の費用とを比較するとはるかに低額になる．そして，対費用効果である鼓膜閉鎖の成功率と聴力改善については，鼓膜閉鎖率はほぼ同程度で聴力の改善に関しては，鼓膜再生療法に大きなアドバンテージがある．

以上のことから，発展途上国では，若年者層が患者のボリュームゾーンであることから，手軽さとコストの面で大きな利点があり，先進国では，それに加えて，鼓膜穿孔に対する治療をあきらめていた中高年層の治療に対する心理的ハードルを下げ，難聴による認知症の発症を少しでも遅らせることが可能となる．鼓膜再生療法の普及は，患者・その家族の QOL の向上とともに医療費の削減にも大いに貢献すると考えられる．

文　献

1) Ford AH, Hankey GJ, Yeap BB, et al：Hearing loss and the risk of dementia in later life. Maturitas, **112**：1-11, 2018.

2) Thomson RS, Auduong P, Miller AT, et al：Hearing loss as a risk factor for dementia：A systematic review. Laryngoscope Investig Otolaryngol, **16**(2)：69-79, 2017.

Summary 信頼に足る 17 の論文の review で，高齢者における難聴は認知症発症に関与することが示された．

3) Langer R, Vacanti JP：Tissue engineering. Science, **260**：920-926, 1993.

4) Vacanti JP, Morse MA, Saltzman WM, et al：Selective cell transplantation using bioabsorbable artificial polymers as matrices. J Pediatr Surg, **23**：3-9, 1988.

5) Johnson AP, Smallman LA, Kent SE：The mechanism of healing of tympanic membrane perforations. A two-dimensional histological study in guinea pigs. Acta Otolaryngol, **109**：406-415, 1990.

Summary 鼓膜穿孔の再生過程をモルモットで実験し，鼓膜を構成する３層構造のうち初めに上皮層が伸び，それを足場にして線維層が伸びることが観察された．

6) Fina M, Bresnick S, Baird A, et al：Improved healing of tympanic membrane perforations with basic fibroblast growth factor. Growth Factors, **5**：265-272, 1991.

7) Mondain M, Ryan A：Histological study of the healing of traumatic tympanic membrane perforation after basic fibroblast growth factor application. Laryngoscope, **103**：312-318, 1993.
8) Ma Y, Zhao H, Zhou X：Topical treatment with growth factors for tympanic membrane perforations：progress towards clinical application. Acta Otolaryngol, **122**：586-599, 2002.
9) Knutsson J, von Unge M, Rask-Andersen H：Localization of progenitor/stem cells in the human tympanic membrane. Audiol Neurootol, **16**：263-269, 2011.
Summary 鼓膜再生の元になる組織幹細胞／前駆細胞の局在をヒトの鼓膜で調べた結果，鼓膜輪，ツチ骨臍，柄に存在すると考えられる．
10) Liew LJ, Chen LQ, Wang AY, et al：Tympanic Membrane Derived Stem Cell-Like Cultures for Tissue Regeneration. Stem Cells Dev, **27**：649-657, 2018.
11) Kanemaru S, Nakamura T, Omori K, et al：Regeneration of Mastoid Air Cells in Clinical Applications by *In Situ* Tissue Engineering. Laryngoscope, **115**：253-258, 2005.
12) Kanemaru S, Umeda H, Kitani Y, et al：Regenerative treatment for tympanic membrane perforation. Otol Neurotol, **32**：1218-1223, 2011.
Summary ヒト慢性の鼓膜穿孔に対し，穿孔縁を新鮮創化し，その部位に b-FGF 浸潤ゼラチンスポンジを留置，フィブリン糊で被覆する手法で 98.1％(52/53)の成功率で再生した．
13) Kanemaru SI, Kanai R, Yoshida M, et. al：Application of Regenerative Treatment for Tympanic Membrane Perforation with Cholesteatoma, Tumor, or Severe Calcification. Otol Neurotol, **39**：438-444, 2018.
14) リティンパ申請資料概要 9. 臨床概要 2. 7. 6. 2 NPC-18 と FBG-18 を用いた鼓膜再生療法に関する第Ⅲ相試験―多施設共同医師主導治験―. https://www.pmda.go.jp/drugs/2019/P20190910001/index.html
15) Jose Acuin：Child and Adolescent Health and Development Prevention of Blindness and Deafness World Health Organization Geneva, Switzerland 2004 WHO.

MB ENT, 247：34-38, 2020

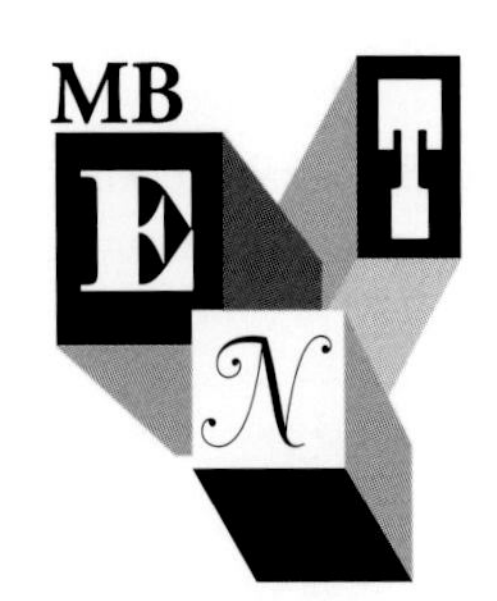

◆特集・耳鼻咽喉科診療の新しいテクノロジー

甲状軟骨固定用器具 チタンブリッジ®

讃岐徹治*

Abstract 痙攣性発声障害は，喉頭に器質的異常や運動麻痺を認めず，発声時に内喉頭筋の不随意的・断続的な痙攣による発声障害をきたす疾患であり，国内外ともに内転型痙攣性発声障害に対する根本的な治療はない．チタンブリッジ®を用いた甲状軟骨形成術 2 型は，発声時に不随意的・断続的に強く内喉頭筋が内転することで声門が過閉鎖し症状が発現することに着目し，発声時に声門が強く内転しても声帯が強く閉まらないように甲状軟骨を正中に切開し，両側甲状披裂筋の付着部を甲状軟骨ごと外側に広げて固定する手術術式であり，一色らにより報告された．

本治療の有効性により患者の QOL 向上に寄与し，標準治療になりうるものと考え，2014 年より難治性疾患等克服研究事業で実用化に向けた研究を行った．

新規医療機器「甲状軟骨固定用器具：チタンブリッジ®」を紹介するとともに，医師主導治験を用いた医療機器開発と保険診療に向けた戦略について述べる．

Key words 新規医療機器(new medical device)，医師主導治験(clinical trial)，痙攣性発声障害(spasmodic dysphonia)，甲状軟骨形成術 2 型(type 2 thyroplasty)，チタンブリッジ®(titanium bridge)

新規医療機器の開発経緯

痙攣性発声障害は，器質的異常や運動麻痺を認めず，発声時に内喉頭筋の不随意的・断続的な痙攣による発声障害をきたす疾患である．本症は内転型と外転型に分類され，このうち内転型が約 93％と多数を占め，内転型では発声時に声帯が不随意的・断続的に強く内転することで発声時の呼気流が断続され，その結果，声が途切れ円滑さを欠く．また，締め付けられるような，あるいは絞り出すような努力性発声も呈する．その結果，仕事や日常生活において会話が円滑に行えず，仕事を辞めざるを得なかったり，人との接触を避けるようになったり，電話に出ることに不安になったりするなど，患者にとっては社会生活を送るうえで大きな支障をきたす[1)2)]．

内転型痙攣性発声障害の治療

内転型痙攣性発声障害の保存治療として A 型ボツリヌス毒素の局所注入療法があるが，その効果は一時的で永続的な医療の出現が待たれていた．また，外科治療として甲状披裂筋切除術があるが，術後の声帯萎縮，瘢痕による嗄声が継続することから，ごく一部の医療機関でのみ行われている．一方，チタンブリッジ®を用いた甲状軟骨形成術 2 型[3)4)]は，喉頭枠組み軟骨を正中で左右に開大することにより前交連付近，声帯前方に声門間隙を作成し過閉鎖を防止する手術法である(図 1)．本手術時，声門間隙を保持するために甲状軟骨の接合に用いられるのが，新規医療機器「甲状軟骨固定器具：チタンブリッジ®」である(図 2)．チタンブリッジ®は生体親和性に優れた純チタンから作成され，甲状軟骨前交連部を起点として甲

* Sanuki Tetsuji，〒467-8601 愛知県名古屋市瑞穂区瑞穂町川澄 1　名古屋市立大学大学院医学研究科耳鼻咽喉・頭頸部外科，准教授

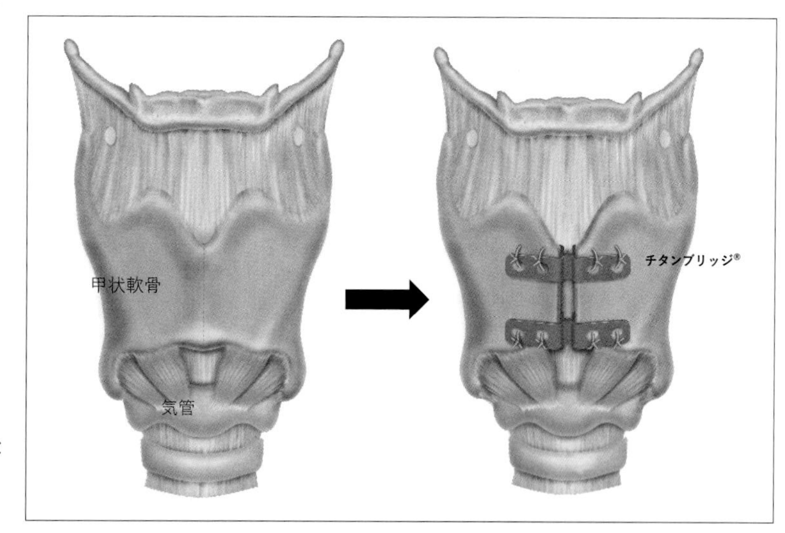

図 1.
チタンブリッジ® を用いた
甲状軟骨形成術 2 型

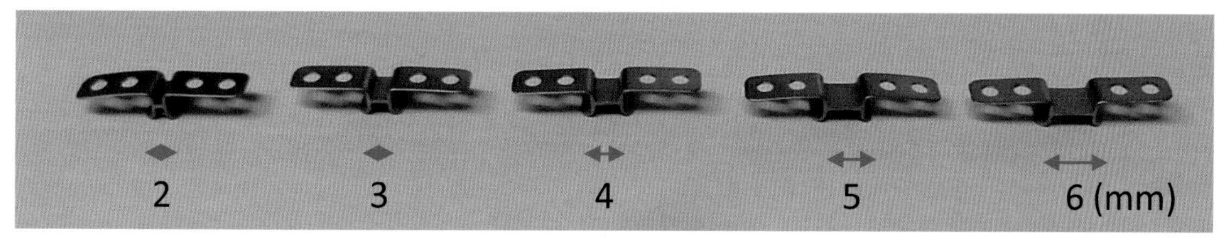

図 2. チタンブリッジ®

状軟骨を左右に開大して保持する蝶番型の構造を有し，甲状軟骨の上下 2 箇所にはめ込むことで，立体的に声門を永続的に開大することが可能となり，症状を改善させる．

甲状軟骨形成術 2 型に用いるチタンブリッジ® は，一色らにより世界に先駆けて開発された新規原理の医療機器(日本・米国で特許取得済)で，本邦独自の医療技術である[3]．

医療機器の分類と規制

新規原理の医療機器で，本邦独自の医療技術である．医療機器の分類の中で高度管理医療機器(クラスⅢ)に分類され(図3)，治験が必要である．

しかし，痙攣性発声障害は，稀少疾患に分類されるため企業治験が成り立たないことから医師が自ら治験を実施する医師主導治験が必要となる．

開発戦略の立案

アカデミアが主体となり医療機器開発には，臨床試験を推進，支援する組織である Academic Research Organization(ARO)が必要であるが，当時熊本大学にはその機能がないことから 2013 年 1 月 25 日に医療イノベーション推進センター(Translational Research Center for Medical Innovation(TRI))の研究相談サービスを利用した．

研究相談において，チタンブリッジ® の対象疾患は，痙攣性発声障害という稀な疾患であり，企業が開発を躊躇することが多いため，TRI から公的資金を用いて熊本大学で医師主導治験として開発を進める戦略を提案された．医師主導治験の準備を行い，同時に薬事承認申請や開発および販売を担う企業を TRI が探すことになった．

企業リエゾン

チタンブリッジ® を紹介するために複数の日本の医療機器企業に紹介されたが，すべての企業が否定的な見解を示した．その理由は，患者数が少なく，採算が取れないことであった．2013 年 9 月 18 日，TRI はノーベルファーマ株式会社にチタンブリッジ® を紹介した．その後，同社の決断により，チタンブリッジ® の開発を決定されたが，チタンブリッジ® を導入するための 1 つの条件として，公的補助金による検証的な医師主導治験を実施することが挙げられた．

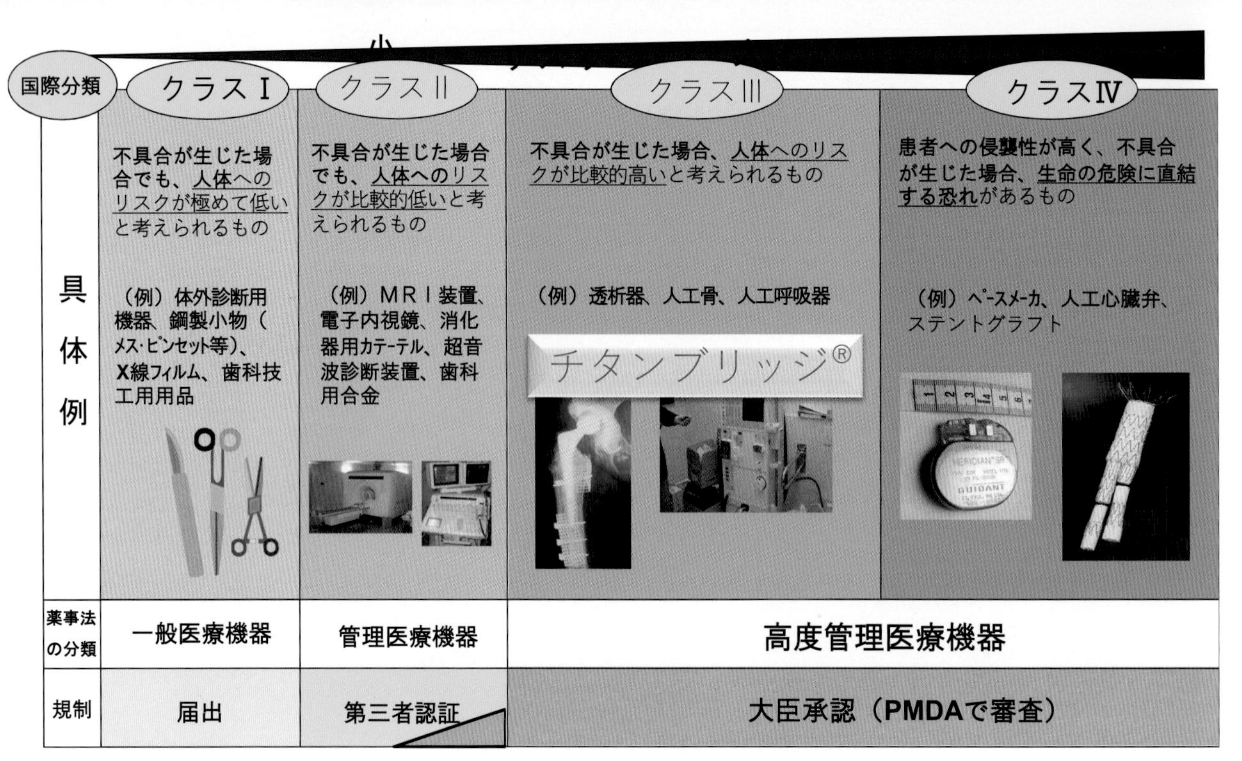

図 3. 医療機器の分類と規制

医師主導治験資金の獲得

前述のように，ノーベルファーマ株式会社がチタンブリッジ® を導入するための1つの条件は，公的補助金による検証的な医師主導治験を実施することであったため，TRIとともに，公的補助金の申請書作成を支援し，補助金の獲得を目指した．「厚生労働科学研究委託費（難治性疾患等実用化研究事業）」を申請したところ，2014年6月10日に採択された．総額は235,500,000円で，研究期間は3年間であった．

医師主導治験の進捗状況

内転型痙攣性発声障害に対するチタンブリッジ® を用いた甲状軟骨形成術2型の有効性および安全性を検討することを目的に，熊本大学に治験調整事務局を設置し，多施設共同臨床試験（熊本大学医学部附属病院，北海道大学病院，横浜市立大学附属病院，京都大学医学部附属病院）の準備（図4）を行い，チタンブリッジ® を新しい医療機器として開発すべく，医薬品医療機器総合機構（PMDA）との薬事戦略相談（2013年8月・機戦P24）および医療機器治験相談（2014年12月・機P1100号）を実施した．これらの相談では，実施予定の医師主導治験の治験実施計画書ならびに非臨床および臨床試験の承認申請データパッケージについて確認した．2014年12月11日の治験相談では，本治験中の術後13週までのデータで薬機申請を行うことに関して，PMDAとの合意を交わした．

2015年6月26日に治験調整医師（讃岐）から治験計画届を提出し，同年7月27日に治験が開始され，21例が登録された．2016年6月25日に最終症例の追跡が終了し，同年9月にデータが固定され，2016年11月29日に総括報告書が完成した．2017年7月27日に治験終了届を提出した．

その後，2017年6月30日にノーベルファーマ株式会社が製造販売承認申請を行った．PMDAは，対象医療機関に対して，2017年4月24日にGCP適合性書面調査を，2017年8月29，30日にGCP実地調査をそれぞれ実施した．2017年12月15日にノーベルファーマ株式会社はチタンブリッジ® の製造販売承認を得た．これは先駆け審査指定制度の対象品目（以下，対象品目）に指定された品目の中で最初の薬機承認事例であった．

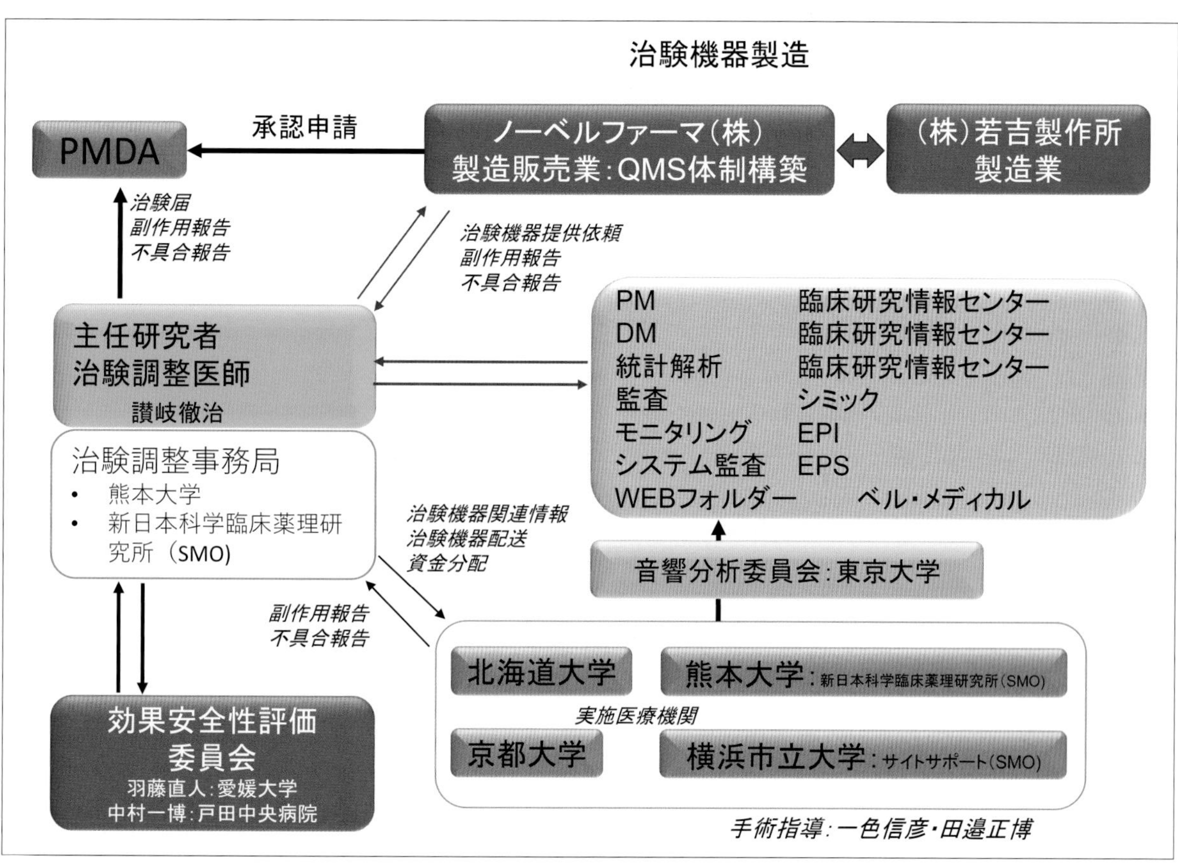

図 4. 医師主導治験の体制
自ら治験を実施する者の業務および責務が膨大

先駆け審査制度指定

先駆け審査指定制度は，患者に世界で最先端の治療薬を最も早く提供することを目指し，一定の要件を満たす画期的な新薬などについて，開発の比較的早期の段階から対象品目に指定し，薬機承認にかかわる相談・審査における優先的な取扱いの対象とするとともに，承認審査のスケジュールに沿って申請者における製造体制の整備や承認後円滑に医療現場に提供するための対応が十分になされることで，さらなる迅速な実用化を図るものである．一定の要件とは，治療薬の画期性，対象疾患の重篤性，対象疾患にかかわる極めて高い有効性および世界に先駆けて日本で早期開発・申請する意思である．この制度では，原則として既承認薬と異なる作用機序により，生命に重大な影響がある重篤な疾患などに対して，極めて高い有効性が期待される品目が指定される．また，本制度はPMDAにおいて指名される審査パートナーを選任して，厚生労働省およびPMDA内部の関係各部との連携を強化するとともに定期的な進捗管理を通じて開発の迅速化を可能とし，新たに整備される相談の枠組みを優先的に適用し，かつ優先審査を適用することにより，審査期間を6ヶ月まで短縮することを目指している．

2015年3月13日に，厚生労働省の担当者と面談を行い，チタンブリッジ®について説明を行う機会を得た．2015年9月18日にノーベルファーマ株式会社が先駆け審査指定希望品目登録申込みを行い，2015年12月2日に指定申請を行い，2016年2月10日にチタンブリッジ®は，医療機器対象品目の第1号として指定された．

保険収載に向けた戦略立案

甲状軟骨形成術2型は，医師主導治験を開始した際には，手術手技として保険収載されていなかった．本開発では，医療機器と手術手技が保険収載の対象になると考えられた．

TRIとノーベルファーマ株式会社の協力を得て2015年6月18日に日本耳鼻咽喉科学会の先端研究委員会で，チタンブリッジ®を用いた甲状軟骨形成術2型の手術手技料の外保連試案登録について相談を行い助言を得た．具体的には，今までの保険点数(喉頭形成術K400-2)と同様ではなく，新しい概念での手術点数が認定されるためには，声の自覚度，術中の音響分析，術中の喉頭内視鏡を実施することが必要であるとの助言を受けて，治験開始後ではあったが，プロトコルを修正するなどの対応を行った．

2016年5月19日に開催されたの第6回AMED難治性疾患実用化研究事業「内転型痙攣性発声障害に対するチタンブリッジ®を用いた甲状軟骨形成術2型の効果に関する研究」班会議において，班内に保険収載各種ガイドライン委員会(委員長：横浜市立大学附属病院の折舘伸彦教授)の設置を決めた．手術適応ガイドラインは，委員会を中心に作成が進められ，治験のデータを基にチタンブリッジ®の適正使用を目的に手術適応・施設基準・実施医基準を明示した「甲状軟骨形成術2型におけるチタンブリッジの使用マニュアル」[5]を作成し，2017年7月31日に日本喉頭科学会，2017年10月27日に日本耳鼻咽喉科学会で承認を受け公開された．2018年には「痙攣性発声障害の診断基準および重症度分類の策定に関する研究」班によって，「痙攣性発声障害診断基準および重症度分類」が公開された．

上記の対応などを経て，2018年4月の診療報酬改定において，甲状軟骨形成術2型は，喉頭形成手術の「3 甲状軟骨固定用器具を用いたもの」として保険収載された．次いで，2018年6月にチタンブリッジ®が保険収載された．

最後に

新規医療機器「甲状軟骨固定用器具：チタンブリッジ®」を紹介するとともに，医師主導治験を用いた医療機器開発と保険診療に向けた戦略について述べた．

アカデミア主体の医療機器開発を成功させるためには，強力なARO支援および関連学会の支援が必要あり，チタンブリッジ®の開発は，有用なモデルケースになり得ると考えられ参考となれば幸いである．

参考文献

1) 兵頭政光，弘瀬かほり，長尾明日香ほか：痙攣性発声障害に関する全国疫学調査．音声言語医学，**57**(1)：1-6, 2016.

Summary 本邦における痙攣性発声障害患者数や臨床像を明らかにすることを目的として，アンケート方式による疫学調査を実施し，有病率は3.5～7.0人／10万人以上になることが推測された．

2) Sulica L：Contemporary management of spasmodic dysphonia. Curr Opin Otolaryngol Head Neck Surg, **12**：543-548, 2004.

Summary 痙攣性発声障害の病態および診断と治療に関して総合的に報告されている．

3) Isshiki N, Yamamoto I, Fukagai S：Type 2 thyroplasty for spasmodic dysphonia：fixation using a titanium bridge. Acta Otolaryngol, **124**：309-312, 2004.

Summary 甲状軟骨形成術2型に用いるチタンブリッジ®を世界に先駆けて開発し有効性を報告．

4) Sanuki T, Yumoto E：Long-term Evaluation of type 2 thyroplasty with titanium bridges for adductor spasmodic dysphonia. Otolaryngol Head Neck Surg, **157**(1)：80-84, 2017.

Summary チタンブリッジ®を用いた甲状軟骨形成術2型の長期的な効果を検討し，全例で症状は改善し，VHI-10は術後3ヶ月から3年以上にわたって低下(改善)することを報告した．

5) 日本喉頭科学会：甲状軟骨形成術2型におけるチタンブリッジの使用マニュアル．http://www.larynx.jp/pdf/manual01.pdf

Summary チタンブリッジ®を用いた甲状軟骨形成術2型の「手術適応基準」「実施医基準」を明確に示し，「標準手技概要」を習得し，対象者がチタンブリッジ®を適正に使用する基準を設けた．

MB ENT, 247：39-44, 2020

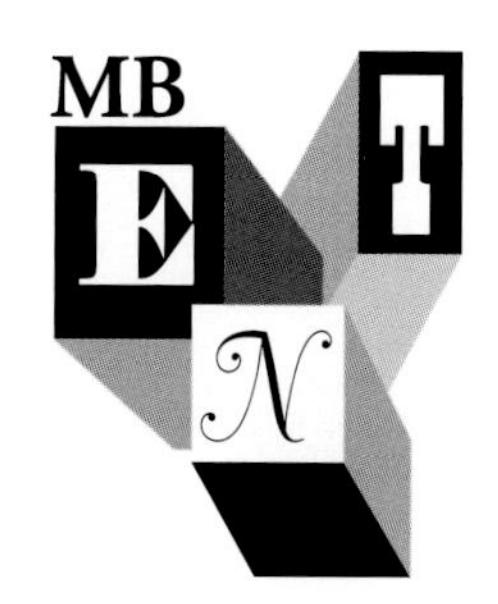

◆特集・耳鼻咽喉科診療の新しいテクノロジー

喉頭の3次元イメージング 超高精細CT

宮本　真[*1]　齋藤康一郎[*2]

Abstract　喉頭を構成している軟骨は複雑な形態をしており，年齢や性差による骨化の程度などが影響して，従来のCTでは詳細な構造の把握が困難であった．超高精細CT(UHRCT)は，従来装置と比較して面内方向に2倍のチャンネル数と体軸方向に1/2の検出器圧を有し(最小スライス厚0.25 mmでの撮影が可能)，両方でコントラスト分解能の高い画像を収集でき，バーチャル内視鏡像や3次元再構築画像の表示に最適な装置である．本稿では，UHRCTでの自験例を提示し，喉頭領域における軟骨の微細構造の再現，発声時の披裂軟骨の複雑な動きの可視化，術前プランニングへの応用，また被曝線量や画像の処理時間などについて解説した．

Key words　骨化(ossification)，超高精細CT(ultra high-resolution computed tomography；UHRCT)，コントラスト分解能(contrast resolution)，バーチャル内視鏡像(virtual endoscopic images)，3次元再構築画像(three-dimensional reconstructed images)

はじめに

Computed tomography(CT)は現在世界中に普及し，その利用目的も健康診断，精密検査，CT透視下の治療と多岐にわたり，検出器も4列，16列，64列と列数は増加し，2007年には320列CTが登場した[1)2)]．臨床の現場では，放射線画像診断の進歩によって，医師が希望する任意の断面のmultiplanar reconstruction(MPR)像および3次元再構築像を表示することが可能となり，疾患の評価のみならず，手術のプランニングや術前シミュレーションなど日常診療に必要不可欠な装置となっている[3)4)]．

今回，紹介する超高精細CT(ultra high-resolution computed tomography；UHRCT)であるAquilion Precision™(キャノンメディカルシステムズ，日本)は，従来装置よりも面内方向と体軸方向の両方でコントラスト分解能の高い画像を収集できる装置である．UHRCTは，最小スライス厚0.25 mmで検出器160例のCTであり，空間分解能が良く，骨，軟骨，含気空間のコントラストに優れている．特に，CT値の大きく異なる空気と軟部組織で構成される気道系はアーチファクトが少なく，3D像の表示には最適であることから，肺，気管支領域に対するUHRCTの有用性が報告されてきた[5)6)]．我々は，UHRCTを用いて同じ気道系である喉頭領域において撮影を行い，バーチャル内視鏡像(virtual endoscopic images：VE像)や3次元再構築画像(three-dimensional reconstructed images：3DCT像)を作成し，臨床に応用している[7)]．本稿では，UHRCTの喉頭領域における微細な軟骨構造の抽出能を含めた特徴と，その有用性について述べる．

撮影条件

UHRCTの撮影条件は，管電圧120 kV，回転時

*1 Miyamoto Makoto，〒181-8611 東京都三鷹市新川6-20-2　杏林大学医学部耳鼻咽喉科学教室
*2 Saito Koichiro，同，教授

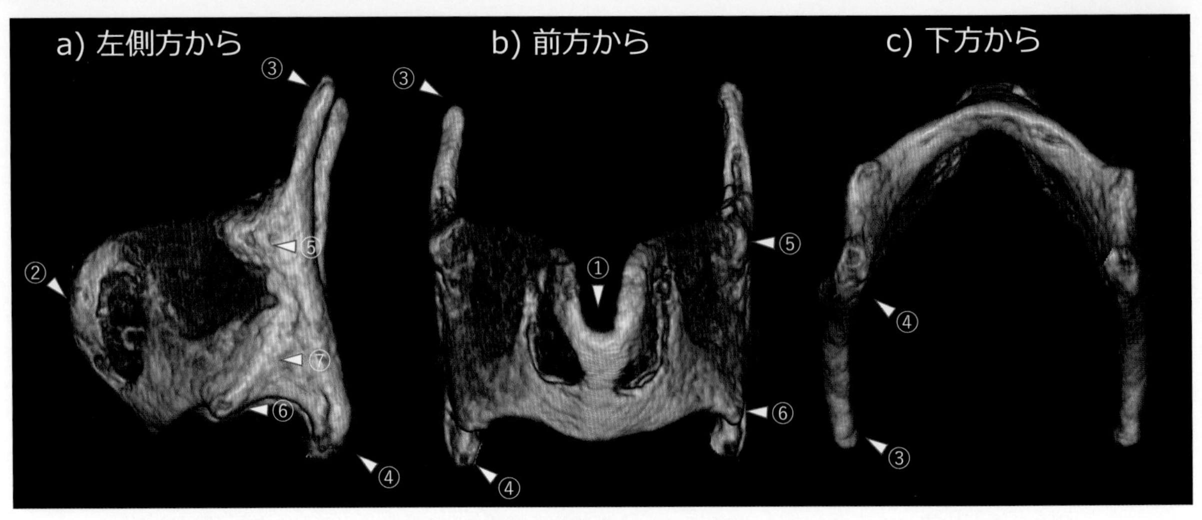

図 1. 甲状軟骨の 3DCT 像
甲状軟骨の微細な構造である ① 上甲状切痕，② 喉頭隆起，③ 甲状軟骨上角，④ 甲状軟骨下角，⑤ 上甲状結節，⑥ 下甲状結節，⑦ 斜線が抽出できている

間を 0.5 秒/rotation，焦点サイズは 0.6×1.3 mm とし，一番分解能の高い super high resolution (SHR) モードで撮影した．0.25 mm×160 列の管球であり，1 回転で 4 cm の範囲が撮影できる特徴から，喉頭領域(甲状軟骨と輪状軟骨の領域)に限定すれば，撮影時間は約 1 秒である．

このデータを医用画像処理ワークステーション ZIOSTATION(version 2.4，ザイオソフト株式会社，日本)に送り，VE 像と 3DCT 像を作成した．VE 像と 3DCT 像作成に必要なそれぞれの時間は約 10 分である[7]．

実際の画像

実際の UHRCT 画像を提示する．

喉頭は喉頭蓋軟骨，甲状軟骨，輪状軟骨，左右の披裂軟骨より構成されている．喉頭の軟骨は微細で複雑な形態をしており，CT 値が低く周囲の組織との分離が困難であるうえ，年齢や性差により骨化の程度が異なることも影響し[8]，従来の CT では詳細な構造を把握することが困難である．

1．甲状軟骨(図 1)

甲状軟骨は喉頭を構成している最大の軟骨で，左右の側板が前面正中で接合している．正中部には上甲状切痕があり(①)，この部分は前方へ突出して喉頭隆起を形成している(②)．左右の側板の後方は上下に伸びて甲状軟骨上角(③)・下角(④)を形成し，外側面には上・下甲状結節があり(⑤⑥)，その結節間を斜線が走行している(⑦)．

このように，UHRCT では，甲状軟骨の全体的な構造を詳細に抽出可能である．上甲状切痕，喉頭隆起，甲状軟骨上角と下角などはもちろんのこと，上・下甲状結節，斜線の部分も実際の甲状軟骨に近い形態を再現することができる．甲状軟骨の側板部分は完全に骨化せず骨化部位の形状が「8 の字」に類似することは，X 線での評価でも報告されているが[9]，UHRCT を用いることで，既報に比して甲状軟骨の骨化の状況をより詳細に可視化することが可能である．

応　用：甲状軟骨形成術 I 型における開窓部位[10]，声帯外方移動術の Ejnell 法における刺入点を術前にプランニングできる[11]．甲状軟骨形成術 I 型の施術に際し，適切な位置での開窓のためには，声帯の高さを同定するために，甲状軟骨正中の中央から下結節を無視して甲状軟骨下縁に沿って平行な線を引く必要がある．甲状軟骨下結節を CT により確認しておくことで，術前に開窓部位のプランニング，そして手術のシミュレーションが可能となる．声門開大術として Ejnell 手術を行う場合，声帯突起付近で声帯を外方に牽引する糸を通すために用いるガイド針の，側板への刺入点の位置が重要である．湯本は，声帯の高さで斜線との交点から 4 mm 前方でその上下各 2 mm の 2

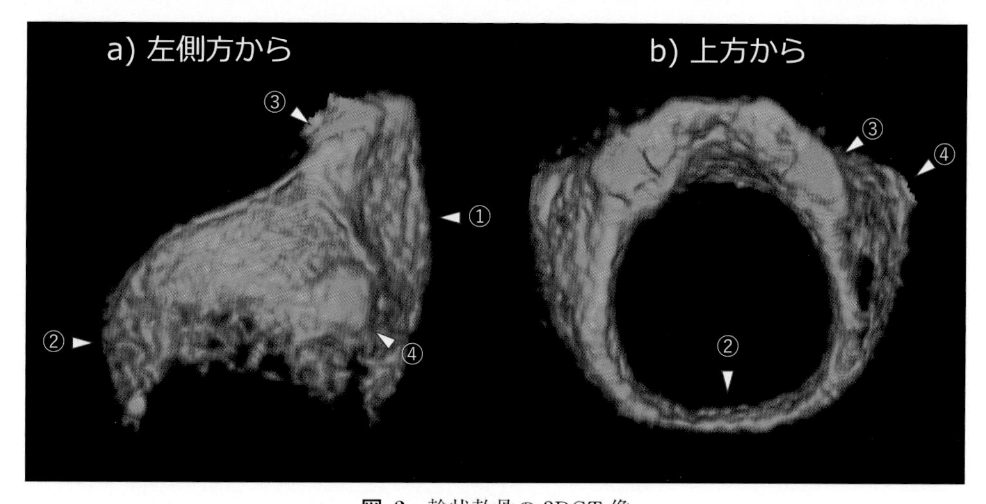

図 2. 輪状軟骨の 3DCT 像
輪状軟骨の微細な構造である ① 輪状軟骨板，② 輪状軟骨弓，③ 披裂関節面，④ 甲状関節面が抽出できている

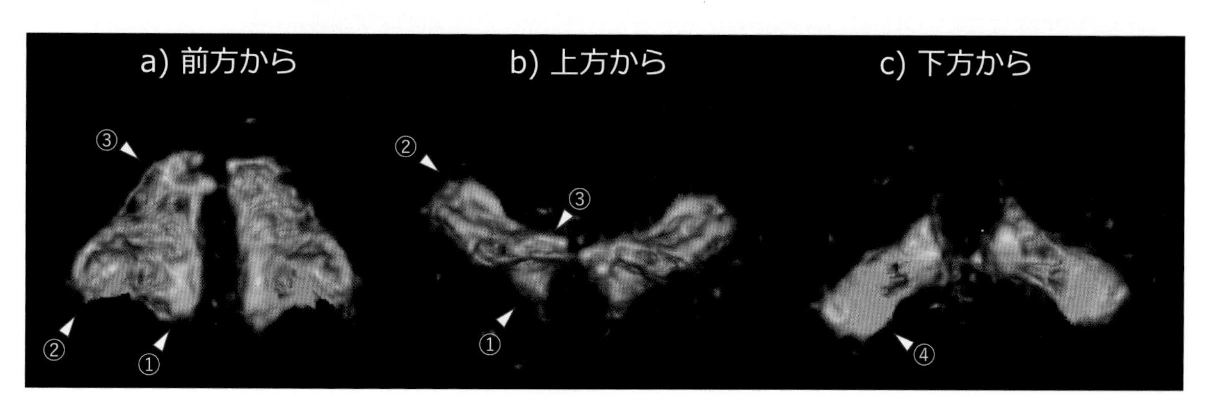

図 3. 披裂軟骨の 3DCT 像
甲状軟骨，輪状軟骨に比較すると構造の微細な部分の少し粗いが，① 声帯突起，② 筋突起，③ 披裂軟骨尖，④ 関節窩は抽出できている

点を，このガイド針の刺入部位の目安としており[12]，甲状軟骨切痕，正中部下縁，甲状軟骨下結節，斜線が容易に判別できる 3DCT 画像は，術前のプランニングに有効と考えられる．

2．輪状軟骨(図 2)

輪状軟骨は甲状軟骨の下方に位置している輪状の軟骨である．後部が著しく高く，喉頭の後壁の大部分を形成している．外側面で甲状軟骨と，後壁上縁で披裂軟骨とそれぞれ関節を形成している．

UHRCT データを用いた 3DCT 像では，輪状軟骨板や輪状軟骨弓の大きな軟骨部分はもちろんのこと，披裂関節面や甲状関節面の部分も詳細に再現することができる．

応　用：披裂関節面における披裂軟骨の位置を把握でき，(亜)脱臼の診断に有用となる[10)13)]．

3．披裂軟骨(図 3)

披裂軟骨は，3 つの面(前外側面，内側面，後面)と，2 つの突起(声帯突起と筋突起)を持った基底部および尖からなり，披裂軟骨尖の部分は小角軟骨と関節を作っている．

甲状軟骨，輪状軟骨と比較すると骨化の開始年齢が遅いこともあり，UHRCT での描出も，甲状軟骨や輪状軟骨と比較して困難であるが，声帯突起，筋突起，披裂軟骨尖が抽出可能である．加えて，輪状軟骨との関節面である関節窩も描出可能である．

4．披裂軟骨の運動

左反回神経麻痺患者における UHRCT 画像を提示する[7]．安静吸気時，披裂軟骨の位置は左右で異なり，左披裂軟骨が内方に存在していることが

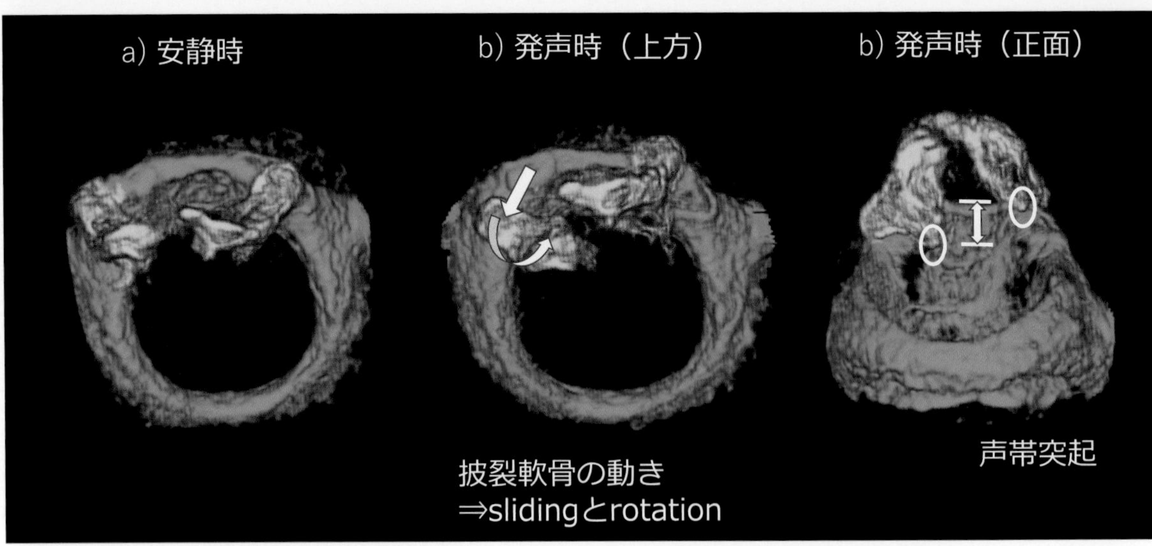

図 4. 左反回神経麻痺患者の安静時と発声時の輪状軟骨と披裂軟骨の状態
安静時の左披裂軟骨は内転しているが(a)，発声時は右披裂軟骨が ① sliding で前方に移動し，② rotation で内転しているのが確認できる(b)．白丸は声帯突起を表しているが，上下にレベル差が生じているのがはっきりと確認できる(c)

わかる(図 4-a)．発声時の上方からの画像では，右披裂軟骨が前下方に sliding し，さらに rotation により内転している(図 4-b)．正面の図では左右の声帯突起に上下のレベル差が生じている(図 4-c)．このように発声時の披裂軟骨の複雑な動きを三次元的に把握することができる．

UHRCT の高コントラスト分解能を用いると，軟骨部分の形態が把握可能であるが，特に輪状軟骨と披裂軟骨の立体的な位置関係を再構築した 3DCT 像にて，より可視化することで，前述の(亜)脱臼に加え，声帯(不全)麻痺などの複雑な病態を理解する一助となることが期待できる．

限界，問題点

これまで UHRCT による喉頭(枠組み)の詳細な描出能について述べたが，現場では，モーションアーチファクトや喉頭軟骨の骨化の程度により，良質な画像が得られない場合があることは今後の課題である．なお，本稿で用いた図 1～4 の再構築画像は 70 歳後半の男性であるため，骨化が比較的強く，目的とする構造が描出しやすい症例である．

甲状軟骨，輪状軟骨の骨化は生理的に 20 歳を過ぎると始まり，通常披裂軟骨の骨化は甲状軟骨より遅れて始まる[8)9)14)]．平均 CT 濃度と骨化率は中年までは加齢により進行するが，50 歳を超えると止まるとされている[14)]．若年者であれば骨化の割合が低いため，高齢者に比べて微細な構造は抽出困難である．図 5 に 22 歳，男性の症例を提示する．ラグビーの練習中に相手の頭部が前頸部にあたり受傷し，喉頭外傷(甲状軟骨骨折，輪状軟骨骨折，声帯の運動障害，喉頭肉芽腫)に対する治療目的にて当院に紹介となった患者である．手術前に施行した UHRCT 画像と実際の手術所見を提示する．

1．手術前日の喉頭内視鏡像と UHRCT の VE 像(図 5)

喉頭内視鏡で右仮声帯前方に基部を有する肉芽が左喉頭室に位置しており，さらに左右の声帯の長さに違いが生じている病態が，VE 像で明瞭に観察可能で，この再構築画像が内視鏡画像と酷似していることがわかる．

2．Axial 像，再構築した 3DCT 像，実際の手術所見(図 6)

Axial 像で，頸部前方からの外力により甲状軟骨に縦骨折をきたし，右板が左板の内側に内陥している所見を認める(a)．22 歳の若年者であるが，3DCT 像でも，右板が内陥している所見を可視化することができる(b)．実際の手術所見でも，甲

図 5.
喉頭内視鏡と VE 像を比較したものであるが，① 右声帯，② 左声帯，③ 肉芽のそれぞれが同じように再現できている

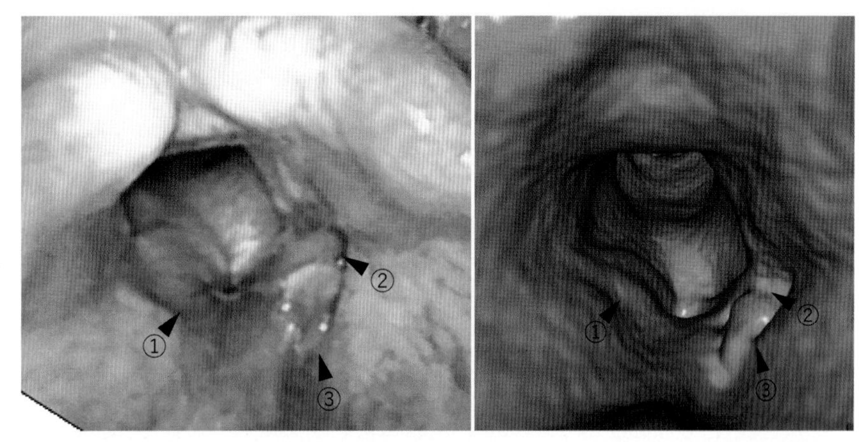

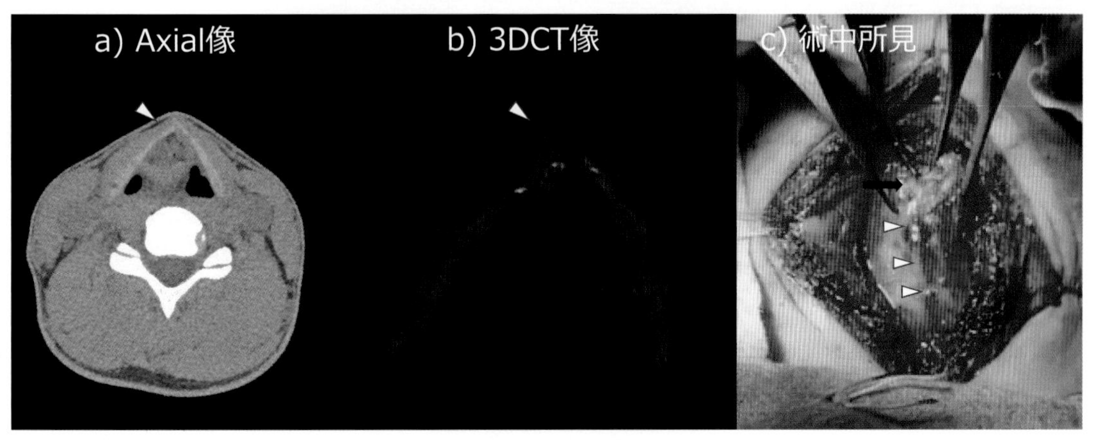

図 6. 甲状軟骨の縦骨折
白矢頭：骨折線，黒矢印：右甲状軟骨翼が左側の内側に潜り込んでいる

状軟骨に縦骨折を認め，右板の上方部分が内陥しており(c)，3DCT 像と酷似していた．

骨化の進行していない若年者においても従来の CT に比べて，微細な構造を抽出できる可能性が示唆された一例である．

喉頭撮影時の被曝

このように，明瞭な画像を得られる UHRCT を臨床応用する際の1つの懸念が，被曝線量である．国際放射線防護委員会(International Commission on Radiological Protection：ICRP)が提供している変関係数(年齢，撮影部位により異なる)から[15]，被曝線量を計算したところ，喉頭部分に限局した1回の撮影は約 0.8 mSv であった．すなわち，音声障害の患者に対して，その病態把握のために発声時と吸気時の2回撮影を行ったとしても，2回の合計は約 1.6 mSv となる[7]．これは CT の被曝量として，頭部1回あたりの撮影で 2.4 mSv，胸部 9.1 mSv，上腹部 12.9 mSv，下腹部 10.5 mSv とあり[16]，頭部1回の撮影より小さい被曝線量に留まる．

以上，我々の使用経験に基づいて，喉頭領域での解剖や病態把握における UHRCT の有用性について述べた．引続き，その有用性について検証を進めたいと考えている．

謝　辞

本紙面を借りまして，今回超高精細 CT による撮影にあたり多大なご指導・ご協力いただきました放射線科　横山健一教授，大原有紗先生，放射線科技師　小柳正道氏に感謝いたします．特に，画像の再構築などで多大なるご協力をいただきました放射線技師の新井隆弘氏には深謝いたします．

参考文献

1）木村文子：CT の進歩と CT 被曝．埼玉医科大学雑誌，**38**：106-108, 2012.

2）星野智祥：CT を中心とする医療放射線被ばくの発がんリスクについて．日本プライマリ・ケア連合学科誌，**38**：369-382, 2015.

3）Storck C, Juergens P, Fischer C, et al：Three-dimensional imaging of the larynx for pre-operative planning of laryngeal framework surgery. Eur Arc Otorhinolaryngol, **267**：557-563, 2010.

4）矢部はる奈：喉頭領域での活用法．耳喉頭頸，**85**(3)：260-265, 2013.

5）Kakinuma R, Moriyama N, Muramatsu Y, et al：Ultra-High-Resolution Computed Tomography of the Lung：Image Quality of a Prototype Scanner. PloS One, **10**(9)：e0137165. doi：10.1371/journal.pone.0137165, 2015.

6）Hata A, Yanagawa M, Honda O, et al：Effect of Matrix Size on the Image Quality of Ultra-high-resolution CT of the Lung：Comparison of 512×512, 1024×1024, and 2048×2048. Acad Radiol, **25**：869-876, 2018.

7）Miyamoto M, Ohara A, Arai T, et al：Three-dimensional imaging of vocalizing larynx by ultra-high-resolution computed tomography. Eur Arch Otorhinolaryngol, **276**：3159-3164, 2019. https://doi.org/10.1007/s00405-019-05620-4

8）多田信平，安河内 浩，町田喜久雄ほか：喉頭軟骨骨化の性差について．日本医放会誌，**33**：716-722, 1973.

Summary 日本人の喉頭軟骨骨化の男女差と年齢差についての統計的調査．甲状軟骨の骨化は下角附近に始まり上下，前方に進展する．

9）Klein R, Fletcher GH：Evaluation of the clinical usefulness of roentgenologic findings in squamous cell carcinomas of the larynx. Am J Roentgenol, **92**：43-54, 1964.

Summary 生理的に 20 歳を過ぎると甲状軟骨，輪状軟骨の骨化が始まり，続いて披裂軟骨の骨化が起こる．

10）平松宏之，渡嘉敷亮二，鈴木 衛：喉頭領域の 3DCT と実態モデル．喉頭，**18**：98-100, 2006.

11）原 浩貴：両側声帯麻痺：Ejnell 法．耳喉頭頸，**87**：183-188, 2015.

12）湯本英二：両側声帯正中位固定症に対する声門開大術．耳展，**47**：10-18, 2004.

13）平松宏之：本検査で診断しえた喉頭疾患症例 披裂軟骨脱臼における 3DCT の有用性．JOHNS, **25**：625-630, 2009.

14）Aramaki T, Ikeda T, Usui A, et al：Age estimation by ossification of thyroid cartilage of Japanese males using Bayesian analysis of postmortem CT images. Legal Medicine, **25**：29-35, 2017. http://dx.doi.org/10.1016/j.legalmed.2016.12.001.

Summary 平均 CT 濃度と骨化率は，中年までは上昇し，50 歳を超えると止まる．骨吸収のスピードが骨化より早くなるためである．

15）ICRP Publication 102(2007) Managing Patient Dose in Multi-Detector Computed Tomography (MDVP).

16）西沢かな枝，松本雅紀，岩井一男ほか：CT 検査件数および CT 検査による集団実効線量の推定．日医放会誌，**64**：67-74, 2004.

MB ENT, 247：46-50, 2020

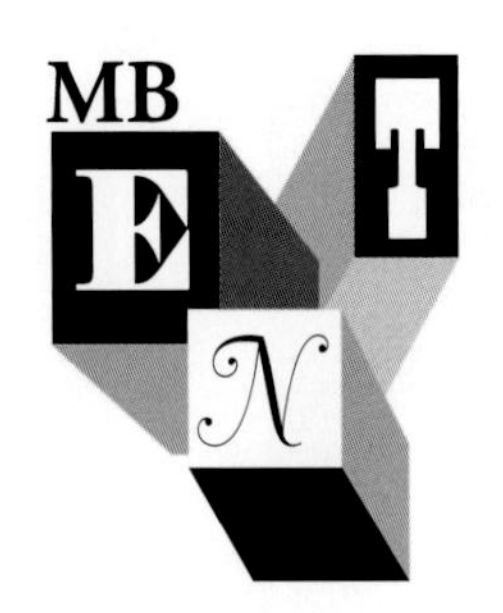

◆特集・耳鼻咽喉科診療の新しいテクノロジー

内視鏡下甲状腺手術：video-assisted neck surgery (VANS 法)

野村研一郎*

Abstract 内視鏡下甲状腺手術は2018年度より良性，悪性ともに保険収載となったが，実施には施設基準を満たす必要がある．内視鏡下手術は様々なアクセス部位からの術式の報告があるが国内では前胸部外側からアクセスし送気ガスを用いない video-assisted neck surgery(VANS 法)がもっとも普及している．VANS 法では良性結節性甲状腺腫，甲状腺容量が 100 ml 程度までのバセドウ病，早期の分化癌が適応となる．VANS 法での利点は頸部に創部が残らないため整容面に優れていることと，内視鏡での拡大視野により精緻な手術を行うことが可能となることである．特に，拡大視野で甲状腺の被膜に沿っての摘出(capsular dissection)により，反回神経のみならず上喉頭神経外枝や上副甲状腺の確実な温存が可能となる．手術時間は，初期のラーニングカーブ以降は片葉切除を2時間以内で行うことが可能であり，合併症の発生頻度も通常手術と変わらない．

Key words 内視鏡下甲状腺手術(endoscopic thyroid surgery)，VANS法(video-assisted neck surgery(VANS method))

はじめに

甲状腺手術は頸部襟状切開で行うのが一般的であったが，2018年度からは良性と悪性病変に対する内視鏡下甲状腺手術が保険収載となった．内視鏡下甲状腺手術には様々な術式が存在するが，本邦では患側の前胸部外側からアクセスする video-assisted neck surgery(VANS 法)がもっとも普及している．VANS 法では頸部外からアクセスするため整容面で優れており，頸部外ではあるが術野と距離が近く指が届くため安全に手術を行うことが可能である．また，内視鏡の拡大視野により精緻な手術が可能となり，反回神経のみならず上喉頭神経外枝や上副甲状腺の確実な温存により手術の質の向上につながる．本稿では旭川医科大学耳鼻咽喉科・頭頸部外科で2009年から導入しているVANS 法について述べる．

内視鏡下甲状腺手術の国内での現状とVANS 法について

内視鏡下甲状腺手術は大きく分けて，頸部に小切開を作成し視野が不十分な部位を内視鏡下で行う頸部小切開法と，頸部の創部を回避するために頸部外からアクセスする術式に分けられる．前者の代表的なものは，minimally invasive video-assisted thyroidectomy(MIVAT)と呼ばれる P. Miccoli らのグループにより報告されている方法[1]であり，欧米を中心に普及している．また，国内では Tori[2]が外側郭清(D2 郭清)も含めた悪性病変を主な対象とした頸部小切開での術式を報告している．頸部外からアクセスする術式は腋窩，乳房，耳後部，口腔内など様々なアクセス部位があり，特に前胸部からアクセスする Shimizu らにより開発された術式はVANS 法と呼ばれ，現在国内

* Nomura Kenichiro，〒078-8510 北海道旭川市緑が丘東2条1-1-1　旭川医科大学耳鼻咽喉科・頭頸部外科，臨床指導准教授／〒078-8803 旭川市緑が丘東3条1丁目12-25　のむらひふ科耳鼻咽喉科甲状腺クリニック，院長

ではもっとも普及している[3]．当科では2009年からこのVANS法を導入しており[4]，2019年12月までに406例を経験した．

頸部外アクセスでは甲状腺に近いほうが当然安全性が高く，また皮下剥離範囲も少ないため侵襲度も低いといえる．この点でVANS法は優れているのと，皮弁を吊り上げることでワーキングスペースを作成するため，送気ガスが不要であり頭頸部外科医にも導入しやすいといえる．術後の創部は襟の広い衣服でも隠れるため美容面で優れていることが大きな利点である．一方で，VANS法の導入には皮弁を吊り上げる手術器具などの専用の手術器具が必要あり，鏡視下操作の技術習得にラーニングカーブを要することがデメリットとして挙げられる．また，現在は保険請求には施設基準が必要であり，良性であれば5例，悪性には追加で悪性症例3例の経験を有する10年目以上の常勤医が必要である．

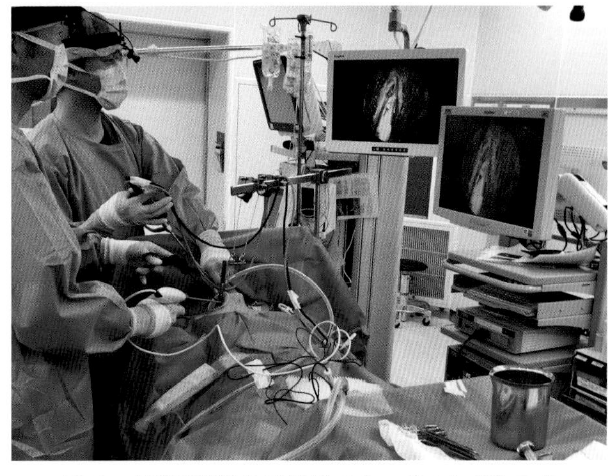

図 1． 右葉切除時のVANSのセッティングを示す
術者とカメラ保持する第一助手の2名で行っており，対側に内視鏡画面などの器械類を配置し，足側に器械出し看護師が位置する

VANS法の適応と手術セッティング

当科でのVANS法の適応は，良性結節性甲状腺腫，バセドウ病，早期の分化癌である．良性甲状腺腫は縦隔に入るような大きな腺腫様甲状腺腫でなければ可能である．バセドウ病は甲状腺容量が100 ml程度までは片側(通常右側)からのアクセスのみで全摘術が可能である．悪性に関しては片葉切除とD1領域の郭清(正中部郭清)で根治治療が可能な病変を適応としている．

当科では，独自に皮弁吊り上げ鈎(Mist-Less VANSリトラクタセット，八光)を開発した[5)6)]．簡便に皮弁を吊り上げることが可能なことと，サクション管が付属しているためエネルギーデバイスから発生するミストを吸引し良好な視野を保つことが可能である．皮膚切開長は創部プロテクター(ラッププロテクターTM　Sタイプ3.5 cm用，八光)が装着可能な最小長の2.5 cmとしている．筋鈎はピンバイス式筋鈎を用いて固定器具(アイアンアシスタント インストルメントホルダー，GEISTER)を用いることで第2助手を不要としている．また，反回神経刺激モニタリング(NIM，Medtronic社)装置は，良性の内視鏡下甲状腺手術では加算対象外であるが，技術向上，合併症の発生率低下，安全性の担保を目的に全例で使用している(図1)．

良性結節性甲状腺腫に対してのVANS法

良性病変や早期癌病変で合併症なく甲状腺のみを摘出するためには，甲状腺の被膜に沿って摘出する手技(capsular dissection)の理解が重要である．甲状腺は真の被膜であるtrue thyroid capsuleとその外側をfalse thyroid capsule(外科被膜とも呼ばれる)の二層で囲まれており，true capsuleに沿って摘出することで，外側のfalse capsuleとの間に存在する上副甲状腺，false capsuleの外側に存在する反回神経が温存可能である[7)]．副甲状腺は通常2腺が血流を保った状態で温存されれば機能低下症とならないため，良性半切であっても将来的に全摘となる可能性があることを考慮し，一腺は確実に温存しておくべきである．上副甲状腺の周囲にはリンパ節が存在しないことが知られており，その存在位置も一定である．上副甲状腺は反回神経の喉頭侵入部を中心とした半径1 cm以内に存在しており，これを温存することで，その深層で反回神経を同定することが可能となる[8)]．

皮膚切開は胸骨正中から7 cm外側の鎖骨直下

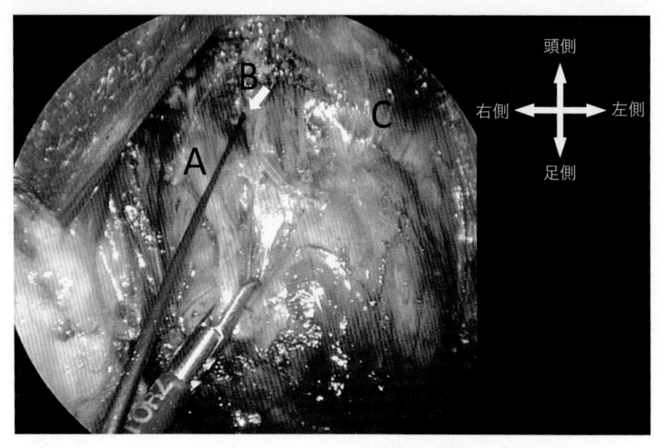

図 2. 右葉の上極処理の際に，上甲状腺動脈(A)切断前に筋膜下に走行している上喉頭神経外枝(白矢印)の走行を，切断した胸骨甲状筋の断端(B)の裏面で神経刺激装置を用いて輪状甲状筋(C)の収縮を視認することで確認する

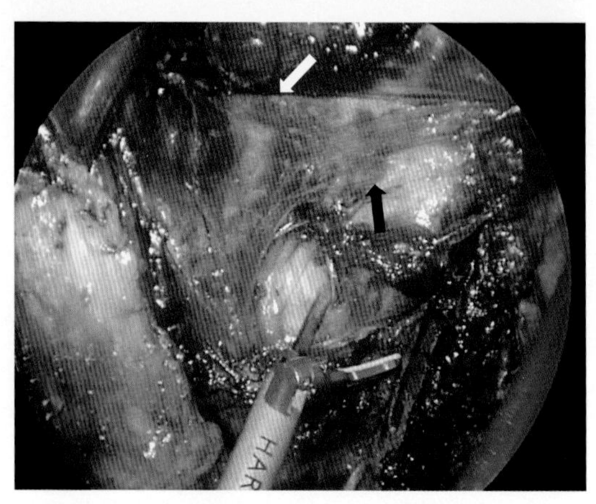

図 3. 上副甲状腺(白矢印)が false capsule(黒矢印)下に透見される．True capsule 上で false capsule を黒矢印部から剝離する

の皮膚割線に沿って 2.5 cm 長で行う．頭側で鎖骨上に付着した広頸筋を同定することで，広頸筋下に皮弁作成を進めていくことが可能である．皮弁を吊り上げ後に下頸部に挿入したトロッカー経由で 5 mm 0 度の硬性鏡を挿入し，鏡視下での手術操作に移行する．鏡視下の画面での術野は通常の頸部切開時と同じであり，甲状腺被膜へのアプローチも頸部切開時と同様に前頸筋白線から入るのがオリエンテーションを誤る危険性が少なく，亜全摘や全摘，正中部郭清の応用も可能である．血管処理はエナジーデバイスを使用して行うため，反回神経周囲の処理はエナジーデバイスによる熱損傷に十分に注意が必要である．術者の好みと施設で使用可能なエナジーデバイスを使用することで問題ないが，各デバイスごとの特性を十分に理解することも重要である．

胸骨舌骨筋正中を切離後に内視鏡用の筋鈎と固定器具で術野を作成する．胸骨甲状筋は全例で甲状軟骨付着部付近と下端で切断しているが，術後の整容性，機能面で問題は生じない．上極の処理の際に甲状腺と喉頭との間のいわゆる avascular area を広げ，胸骨甲状筋の甲状軟骨付着部の背側で，神経刺激装置を用いて輪状甲状筋の収縮を視認することで上喉頭神経外枝の走行部位を確認する(図 2)．上極の血管処理は甲状腺被膜上でエナジーデバイスを使用して行う．甲状腺外側の処理はツッペル綿球などで鈍的に剝離して中甲状腺静脈，下甲状腺動脈などの侵入血管を露出させる．血管の処理は甲状腺の被膜(true capsule)上で行うことで，その外側の false capsule が切除範囲に入らないようにする．次に，下極の足側で気管を確認し気管上で最下甲状腺静脈を処理して甲状腺を脱転される．そして，甲状腺裏面で輪状軟骨下縁を頼りに上副甲状腺を同定する．甲状腺の false capsule と true capsule の間に上副甲状腺は存在するため，足側から true capsule に沿って false capsule を開く(図 3)と，露出された上副甲状腺と false capsule に覆われた反回神経を認める．上副甲状腺と甲状腺間の下甲状腺動脈の末梢枝を丁寧に処理する(図 4)．上副甲状腺を外側に寄せて温存することで深部にベリー靱帯部での反回神経が確認される(図 5)．この方法により，反回神経探索のために甲状腺から離れた部位での剝離操作が不要となり，反回神経は被膜が被った状態で保存される．また，同時に上副甲状腺が血流を保ったまま温存できる．ベリー靱帯での処理はエナジーデバイスによる神経の熱損傷に十分に注意する必要がある．甲状腺摘出後は胸骨舌骨筋を縫合し，皮下に創部断端から通常 3 mm の閉鎖式ドレーンを挿入している．上甲状腺動脈が太くエナジーデバイスでの切断に不安がある際や，ベリー靱帯での血管処理で反回神経と安全な距離が確保できな

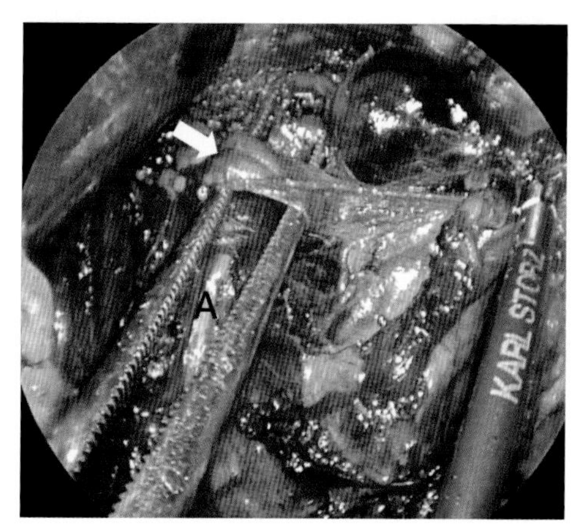

図 4. 上副甲状腺(白矢印)と甲状腺間の血管を処理する．深部には反回神経(A)を認める

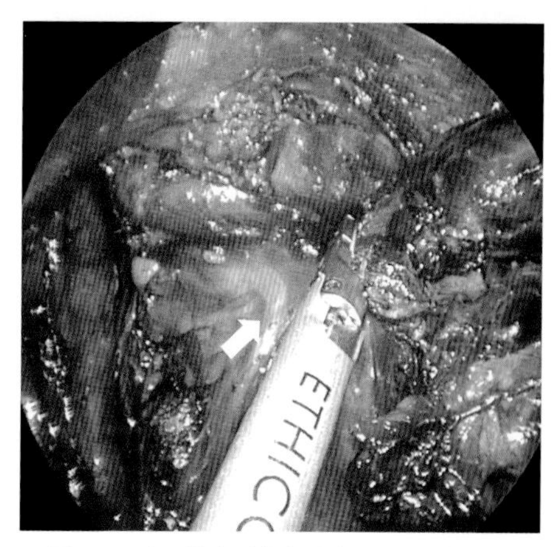

図 5. 反回神経(白矢印)と甲状腺被膜の距離を確保してベリー靱帯を切断する．超音波凝固装置のパッシブブレードを神経側にすることで神経の熱損傷を防ぐ

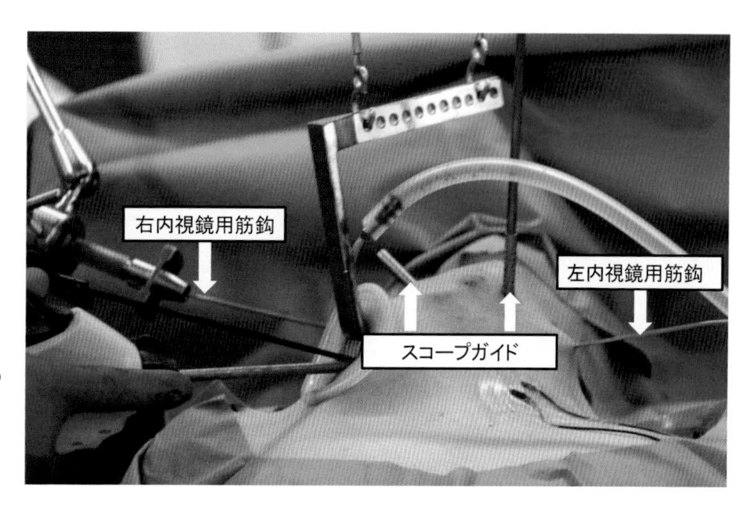

図 6.
バセドウ病全摘時には右前胸部からのアクセスで，内視鏡挿入用トロッカーと筋鈎は両側から使用している

い際には，チタン製血管クリップを使用することも可能である．

小児に対するVANS法の適応は，成人と同様の手術器具を用いているため，身長140 cm以上を目安としている．当科でVANS法を行った最小年齢は身長144 cmの10歳の女児である[9]．

2018年6月までの当科でVANS法を行った良性結節性甲状腺腫の249例のまとめでは，結節最大径の中央値は32 mm(10～90 mm)であった．手術時間と術中出血量の中央値はそれぞれ121分(65～280分)と17 m*l*(0～598 m*l*)であった．合併症は，全身麻酔を要した術後出血は2例(0.8%)認めたが，全症例で甲状腺床からの術後出血はなく気管切開を要した症例は認めていない．その他，永久的反回神経麻痺2例(0.8%)であった[4]．

バセドウ病と甲状腺癌に対するVANS法

VANS法での片側からバセドウ病全摘術の適応は，現在は術前CTでの甲状腺容量測定値の上限が100 m*l*程度としている．手術は右前胸部からのアクセスで，内視鏡挿入用トロッカーと筋鈎は両側から使用し，両側反回神経を同定保存し全摘術を行っている[6](図6)．VANS全摘術の2018年6月までの22例のまとめでは，全例が女性で年齢中央値は37歳(16～70歳)であり，甲状腺容量，手術時間，出血量の中央値はそれぞれ28 m*l*(10～55 m*l*)，187分(118～251分)，44 m*l*(9～288 m*l*)であった．合併症として永久的な反回神経麻痺，永久的副甲状腺機能低下症は認めていない[4].

甲状腺癌に対する内視鏡下甲状腺手術は，2018年4月までは院内の倫理委員会での承認下で先進医療としてcT1N0M0を対象に行っていた．保険収載後は片葉切除とD1郭清で根治手術が可能な症例を適応としている．手術は葉峡部切除に加えて予防的な正中部郭清(喉頭前・気管前・患側気管傍郭清)を鎖骨の高さまで行っている．VANS法でのアクセス部位は前胸部であるが，皮弁を吊り上げた状態では鎖骨より頭側になるため，郭清範囲は右側であれば胸骨裏面の腕頭動脈まで確認可能であり，通常の外切開での郭清範囲と変わらないと考えている．また，術前に声帯麻痺がなくとも腫瘍と神経が癒着していたり，腫瘍が気管軟骨膜に浸潤していることも甲状腺癌手術ではよく経験するが，VANS法ではメッツェンバウム剪刀やメスが使用可能なため鋭的剝離が可能である．術前診断で悪性としてVANS法を行った症例は2018年6月までに53例認め，うち遺伝性髄様癌と対側が腺腫様甲状腺腫であった2例で全摘を行った．全例で永久的な反回神経麻痺を認めていない[4].

まとめ

以上のようにVANS法は頸部外アクセスであるが，頸部に近く様々な甲状腺病変に対応可能である．手術の導入には準備が必要であり，習得にはラーニングカーブを要するが，整容面に優れており拡大視野による手術の質の向上にもつながる．

引用文献

1) Minuto MN, Berti P, Miccoli M, et al：Minimally invasive video-assisted thyroidectomy：an analysis of results and a revision of indications. Surg Endosc, **26**：818-822, 2012.
2) Tori M：Hybrid-type endoscopic thyroidectomy(HET：Tori's method) for differentiated thyroid carcinoma including invasion to the trachea. Surg Endosc, **28**：902-909, 2013.
3) Shimizu K, Shimizu K, Okamura R, et al：Video-assisted neck surgery(VANS) using a gasless lifting procedure for thyroid and parathyroid diseases："The VANS method from A to Z."Surg Today. Springer Singapore；2019 Nov 9：1-12.
4) 野村研一郎，高原　幹，片田彰博ほか：当科での内視鏡補助下甲状腺手術(VANS法)の適応と325例の治療成績．耳鼻と臨床, **64** S1：S39-S44, 2018.
5) 野村研一郎，片山昭公，高原　幹ほか：良性結節性甲状腺腫に対する内視鏡下甲状腺手術(VANS法)182例の検討．頭頸部外科, **27**：45-52, 2017.
Summary 術前診断で良性と診断された病変に対してVANS法を行った182例について検討を行った．手術時間の平均値は1時間半程度であり，頸部襟状切開群と比較して術中出血量，合併症の発生率に有意差を認めなかった．
6) 野村研一郎，片山昭公，高原　幹ほか：バセドウ病に対する内視鏡補助下甲状腺全摘術．頭頸部外科, **26**(1)：83-89, 2016.
Summary VANS法で甲状腺全摘を行った13例について検討した．手術時間の平均値は約3時間程度であり，全例で永久的な反回神経麻痺，副甲状腺機能低下を認めていない．
7) Tan YH, Du GN, Xiao YG, et al：The false thyroid capsule：new findings. J Laryngol Otol, **127**(9)：897-901, 2013.
8) Elsheikh E：Superior parathyroid gland approach to the recurrent laryngeal nerve. Head Neck, **39**(7)：1287-1290, 2017.
9) 野村研一郎，片山昭公，高原　幹ほか：内視鏡補助下甲状腺切除術(VANS法)が行われた小児症例の検討．小児耳, **37**：58-63, 2016.
Summary VANS法を行った3例の小児症例について報告した．3例(10～14歳)とも3cm程度の充実性結節病変に対してVANS法を行い，1例は再発を認め頸部切開での再手術を行い，最終的に濾胞癌の診断に至った．

MB ENT, 247：51-57, 2020

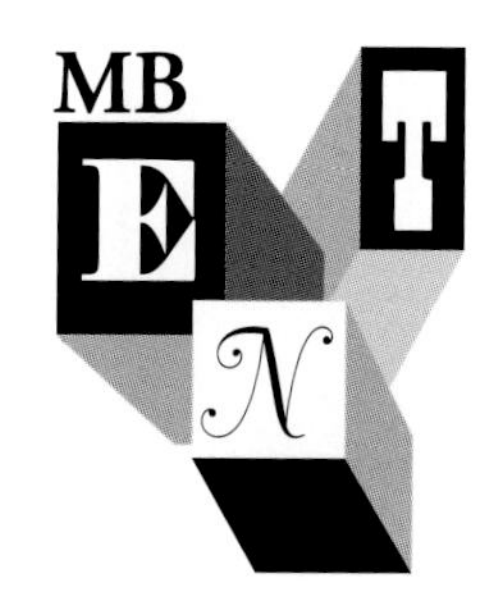

◆特集・耳鼻咽喉科診療の新しいテクノロジー

de Vinci 手術支援ロボットによる経口腔支援手術 transoral robotic surgery(TORS)

塚原清彰*

Abstract 近年，早期咽喉頭癌に対する経口的ロボット支援手術(TORS)が確立されてきた．NCCN ガイドラインでも治療オプションの 1 つとされる．TORS は「鼻咽腔閉鎖機能を保てるだけの軟口蓋を温存可能な中咽頭癌」が良い適応となる．手技は高解像度 3D 内視鏡画像下に行われる．また，EndoWrist® instrument にはモーションスケーリング機能，手振れ補正機能が付いている．Si/Xi ではシミュレーターで手技のトレーニングが可能である．シミュレーターではアームの操作，運針操作など様々な手技を練習することが可能で，その手技が点数化される．TORS では従来の手術手技と異なる点も多い．そのため，従来手術の熟練度にかかわらず，シミュレーターで十分なトレーニングを行った後に実際の手術を行うことが望ましい．今後の展望として機器の観点からはシングルポートの本邦導入が，診療の観点からは保険収載が待たれる．

Key words ダビンチ(de Vinci)，中咽頭癌(mesopharyngeal cancer)，シミュレーター(simulator)，シングルポート(single port)，保険収載(insurance coverage)

はじめに

近年，早期咽喉頭癌に対する経口腔的切除術が確立されてきた[1]．経口的ロボット支援手術(transoral robotic surgery；TORS)はその1つである．東京医科大学，京都大学，鳥取大学の3校で先進医療Bが行われていたTORSは，2018年8月に薬機承認された．これにより，本邦でもTORSが本格的に始動した．TORSはNational Comprehensive Cancer Network(NCCN)ガイドラインでも治療オプションの1つとされ，今後本邦でも急速に普及していくことが予想される．本稿ではTORSの背景，実際，今後について述べる．

TORS の歴史

TORSは2005年にペンシルバニア大学のWeinsteinとO'malleyにより犬の声門上切除として報告された[2]．その後，2006年に中咽頭前壁[3]，2007年に中咽頭側壁[4]へと広がっていった．そして，2009年にアメリカ食品医薬品局(Food and Drug Administration；FDA)，2011年に欧州連合(European Union；EU)，カナダ，オーストラリア，中国，韓国で承認された．TORSの普及により，アメリカのNational Cancer Data Baseによれば，中咽頭癌T1/2における手術割合は2004年が56%であったのに対し，2013年には82%となっている[5]．

TORS の特徴

TORSは光学10倍，デジタルズームにより12〜14倍まで自由に拡大視できる高解像度3D内視鏡画像下に行われる．手術手技は7軸の作業角度，90°の関節可動域，540°の回転が可能であるEndoWrist® instrument(Intuitive Surgical Inc.)を用いて行われる．da Vinci® Surgical Systemとしては3本のEndoWrist® instrumentを使用でき

* Tsukahara Kiyoaki，〒160-0023 東京都新宿区西新宿 6-7-1　東京医科大学耳鼻咽喉科・頭頸部外科学分野，主任教授

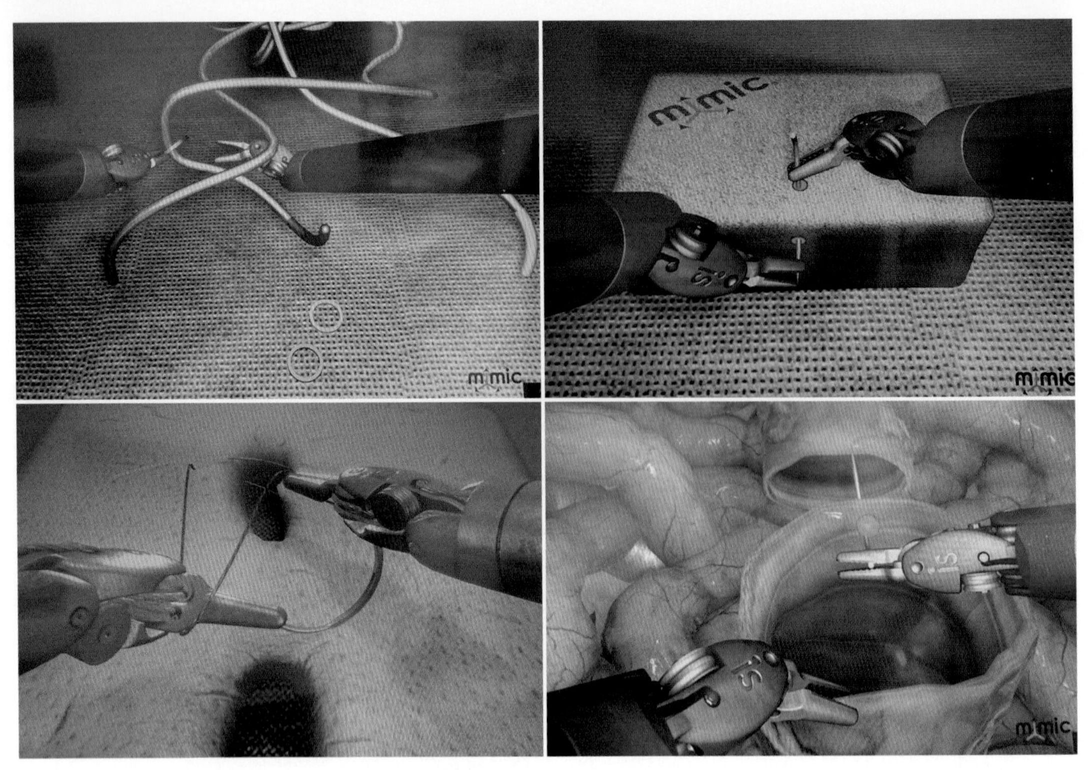

図 1. シミュレーター

るが，TORS では作業スペースの問題で，2 本のみを使用することとなる．EndoWrist® instrument には，動かした手の幅を縮小して伝えるモーションスケーリング機能，そして手振れ補正機能が付いている．Xi ではモーションスケーリング機能の対比が 1.5 対 1，2 対 1，3 対 1 の 3 種類から選べる．例えば，3 対 1 に設定した場合，手を 3 cm 動かすと鉗子は 1 cm 動く．現在，本邦の臨床現場で使用されているのは第 3 世代の Si，第 4 世代の X，Xi であろう．可動域やモーションスケーリング機能は Si も Xi も同様である．しかし，組織の癒合，切離を行うベッセルシーラーエクステンドなど，Xi のみで使用可能な instrument もある．筆者は以前 Si を，現在 Xi を使用している．Xi になり，視野，操作性が格段に上昇したと感じている．一方，ロボット支援手術が自動操縦手術ではないことは留意しておく必要がある．頭頸部腫瘍の手術術者としての技量，経験が TORS でも重要であることは言うまでもない．

シミュレーターによるトレーニング機能

Si/Xi ではシミュレーターで手技のトレーニングが可能である．シミュレーターではアームの操作，運針操作など様々な手技を練習することが可能である(図 1)．また，その手技が 100 点満点で点数化して表示される．

ロボット手術では従来の手術と異なる技術も必要となる．例えば，手術時の姿勢が最たる例である．ロボット手術では「手首と指先が自由に動く」ことが求められる．一方，従来の手術では「手先のブレを抑える」ために脇を締め，姿勢よく行うように指導されてきた．そのため，従来の姿勢でロボット手術を行うと，手首と指先の自由な動きが制限され上手くいかない(図 2-a)．逆に，脇をあけ，肘よりやや低い位置で操作すると手首と指先の自由度が効くようになる(図 2-c)．また，脇を締めた状態だと，サージョンコンソール内のマスターコントローラーが接触し，うまく操作できない(図 2-b)．マスターコントローラーをうまく使用するには，2 本のコントローラーを離した状態にする必要がある(図 2-d)．このためにも，脇をあける必要がある．このような姿勢での操作は従来の手術に熟練している医師ほど，違和感が強い．そのため，従来の手術手技の熟練度にかかわ

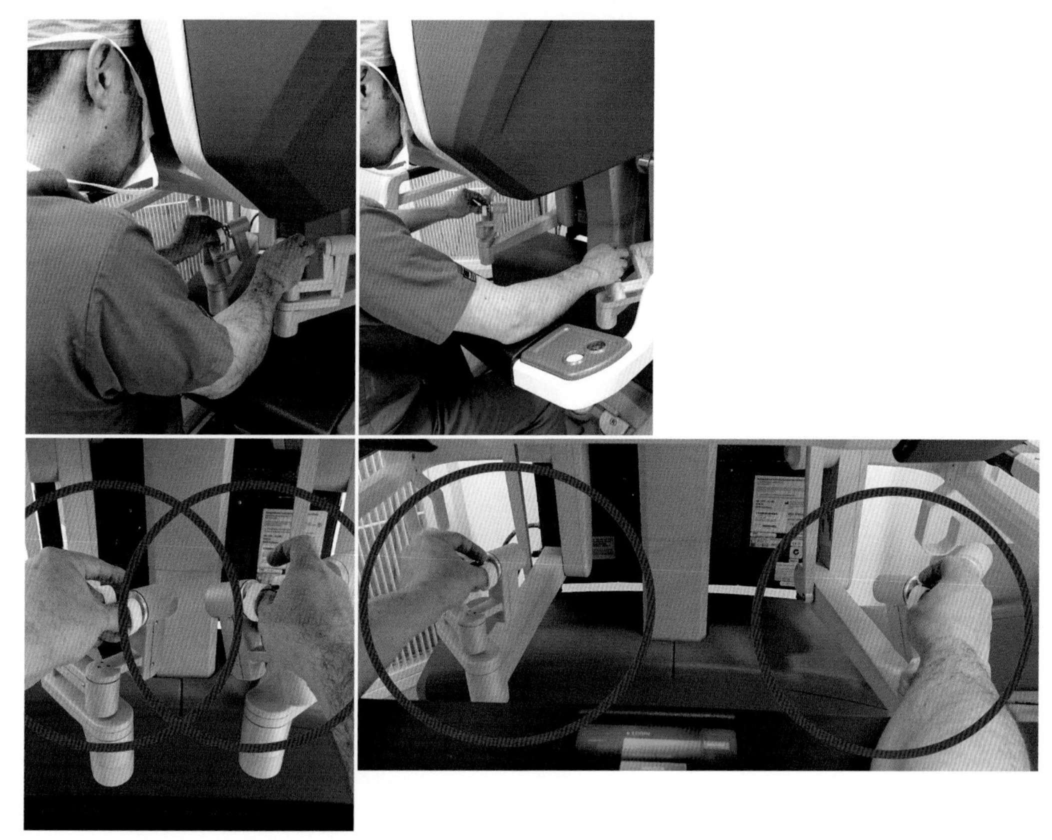

図 2. コクピットパイロットの姿勢
a：従来手術のように脇を締めると，手首と指先の自由が利きにくい
b：マスターコントローラーが接触しやすい
c：脇を大きく開くことで手首と指先の自由が効きやすくなる
d：マスターコントローラーの自由度が高い

らず，シミュレーターで十分なトレーニングを行った後に実際の手術を行うことが望ましい．

本邦における耳鼻咽喉科・頭頸部外科におけるロボット支援手術実施までのプロセス

現在，頭頸部外科学会ではコンソール術者に関する資格基準を表1のように定めている．この他に，施設基準，アシスタント術者に関する基準も定められている．本邦ではこれを遵守したトレーニング，書類申請を行い，承認される必要がある．

TORSの適応

本邦では経口腔的に行う頭頸部外科領域手術が薬機承認されている．TORSでは30〜35 mmの開口が必要となる．一方，開口すると下顎が後下法へ移動するため，舌根付近が狭くなり，下咽頭の展開が難しくなる，というジレンマが生じる[6]．そのため，視野確保・操作性の観点から下咽頭癌では課題が多い．術前の予測因子も報告されている[7]が，下咽頭癌に関しては適応を熟慮する必要がある．また，中咽頭側壁・上壁癌で，術後に軟口蓋の大きな欠損が予想される症例も非適応と考えたほうが良い(図3)．このような症例は経口腔的切除自体は可能であるが，術後の鼻咽腔閉鎖機能に大きな障害が残るためである．実際には「鼻咽腔閉鎖機能を保てるだけの軟口蓋を温存可能な中咽頭癌」が良い適応となる

TORSの実際

経鼻送管で行う．舌尖に糸をかけ，牽引しながらFK-WOリトラクターなどを用いて開口，視野を確保する(図4-a)．筆者は中咽頭癌でもS型をしたブレード(図4-b)を使用している．また，口角損傷予防のためにアングルワイダーを併用して

表 1. 本邦におけるコンソール術者の資格基準

1．「頭頸部外科におけるロボット支援手術教育プログラム」に従い，トレーニングを終了していること．
2．耳鼻咽喉科専門医かつ頭頸部がん専門医(または頭頸部がん暫定指導医)であること．
3．術者あるいは指導的助手として，咽喉頭癌に対する経口腔的鏡視下手術を 20 例以上経験し，咽喉頭の内腔からの解剖に十分な知識を有すること．もしくはアシスタント術者として，ロボット支援手術を 10 例以上経験し，経口手術のみならず，ロボット支援手術に十分な知識を有すること．

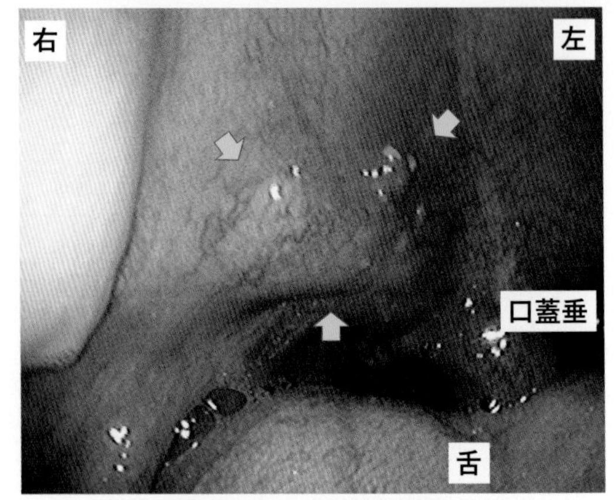

図 3. TORS の適応外症例
経口切除は可能だが，軟口蓋病変が大きい．
TORS 後に著明な鼻咽腔閉鎖不全が予想される

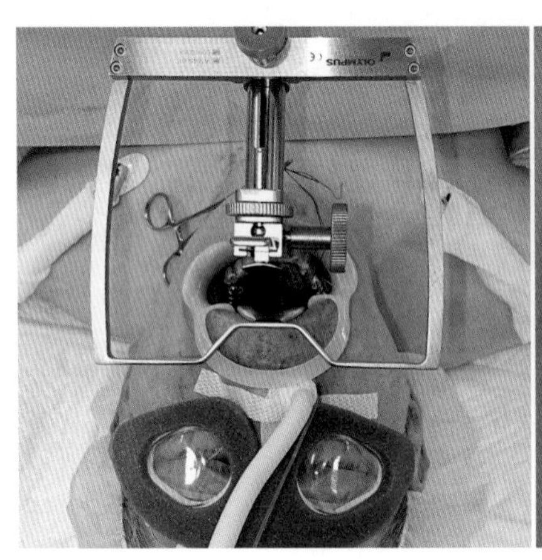

a．正面　　b．使用するブレード

図 4. FK-WO リトラクターを用いた開口

いる．その後，ペイシェントカートをロールインする．そして，術者は非清潔で患者と離れた位置にあるサージョンコンソールに，助手は清潔で患者頭側に入り，手術開始となる(図 5)．EndoWrist® instrument は「モノポーラであるスパチュラ」と「組織牽引・バイポーラのメリーランド」を基本設定としている．これにより，従来の手術で攝子とモノポーラを持った状態となる．助手は適宜ベッセルシーラーエクステンド，スモールクリップアプライヤー，ニードルドライバー(図 6)などに変更する．

本稿では中咽頭側壁癌での手順を簡単に述べる．切除範囲は他の経口切除術と同様である．安全域として咽頭収縮筋，茎突咽頭筋，場合により茎突舌筋を合併切除する．粘膜切開を行い，上縁で軟口蓋を切離，扁桃上極から咽頭収縮筋を切離する．副咽頭間隙の脂肪織を確認，咽頭収縮筋と脂肪織を剝離する(図 7)．この際，内頸動脈の露出，破裂を防ぐため，副咽頭脂肪組織内に入らないように注意する．茎突咽頭筋を確認，切離する．筆者は茎突咽頭筋の切離にベッセルシーラーエクステンドを用いている．腫瘍の浸潤範囲に応じて舌根の切除範囲を決める．もし，舌根への腫瘍浸潤が明らかでない場合も，安全域として舌扁桃溝および扁桃の一部を切除するほうが良い(図 8)．切除後，止血を十分確認し，10×10 mm 程度に切った PGA シートを創部に生体糊で付着し，終了となる．TORS では出血のない術野が重要である．筆者はベッセルシーラーエクステンド，スモールクリップアプライヤーを用いて血管の止血

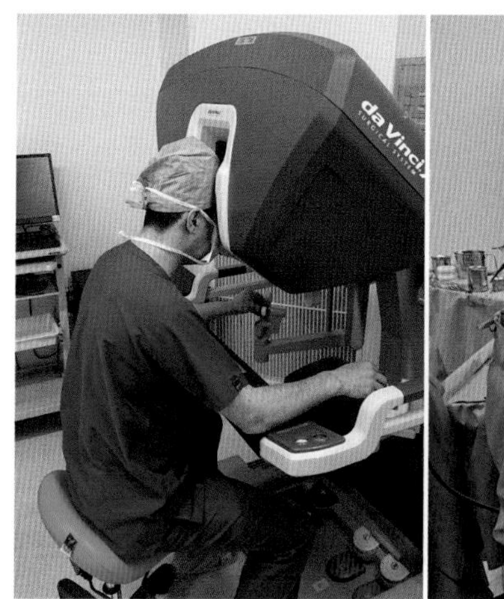

a．術者　　　　　　　　　　　　　　　b．助手

図 5．TORS での手術風景

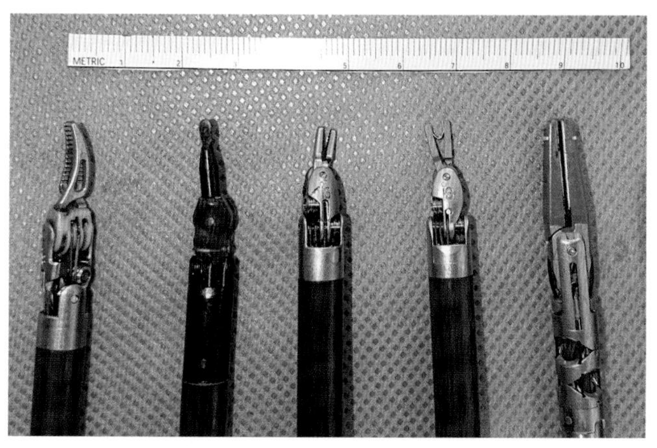

図 6．各種 EndoWrist® instrument
左からメリーランド，スパチュラ，ニードルドライバー，スモールクリップアプライヤー，ベッセルシーラーエクステンド

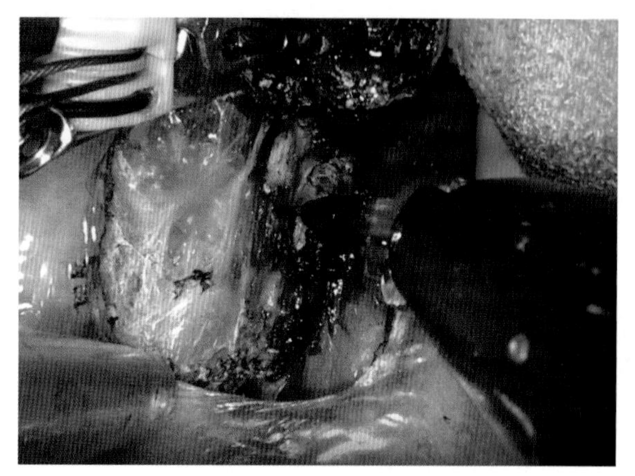

図 7．咽頭収縮筋と副咽頭間隙の脂肪を剝離
咽頭収縮筋と脂肪織を剝離する．副咽頭脂肪織を切除すると内頸動脈露出の危険性がある

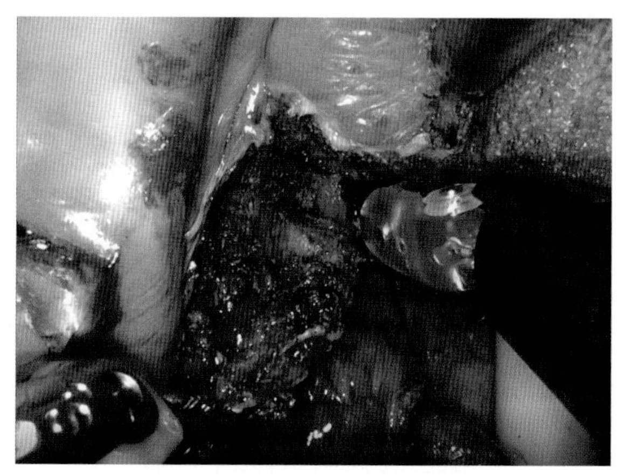

図 8．舌根の一部を含めた切除
安全域として舌根の一部を合併切除した

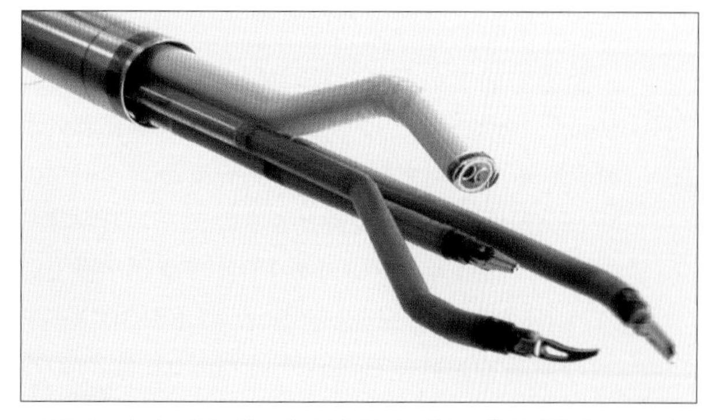

図 9．シングルポートである da Vinci® Sp™ Surgical System
25 mm カニューラの中に高解像度 3D 内視鏡と 3 本のアームを内蔵している（Medgadget ホームページより．2019 年 12 月 23 日確認．https://www.medgadget.com/2014/04/intuitives-new-da-vinci-sp-single-port-minimally-invasive-robotic-system-video.html）

を行っている．

TORSでの術後出血は，気道閉塞を引き起こし，致命的合併症となりえる．そのため，先行して頸部郭清術を行う際は舌動脈，顔面動脈などを結紮しておくほうが良い．一方，頸部郭清を行わない症例で血管の処理をどうするべきか，については今後の検討課題である．

TORS以外の耳鼻咽喉科・頭頸部外科領域のロボット支援手術

本邦では薬機未承認だが，海外では甲状腺手術[8]，喉頭全摘出術[9]，頸部郭清術[10]，上咽頭癌手術[11]，副咽頭手術[12]，遊離皮弁再建手術[13]などが報告されている．

喉頭全摘出術では，まず気管切開孔から気管・輪状軟骨・甲状軟骨周囲の剝離操作を行う．その後，経口腔的に粘膜切開，摘出を行う．皮弁壊死の可能性が低く，放射線後再発の救済手術に有用と考えられている．頸部郭清術は耳後部切開やフェイスリフト切開し，肉眼的にレベルⅠbの一部・Ⅱ・Ⅲ・Ⅴaを行う．そして，ロボット支援下にレベルⅠab・Ⅳ・Ⅴbを行う．審美性に優れるとされる．

今後の展望

機器の観点からは，シングルポートであるda Vinci® Sp™ Surgical System（図9）の本邦導入が待たれる．Xiまでと異なり，25 mmカニューラの中に高解像度3D内視鏡と3本のアームを内蔵している．2014年にアメリカFDAで承認を得ている．前述のように，Si/Xiを用いたTORSではスペースの問題で3本のEndoWrist® instrumentのうち，2本しか使用できない．しかし，Spではそれが解決され，3本が使用可能となる．そして，屍体下咽頭での良好な操作性も報告もされている[14]．

診療の観点からは保険収載である．本稿を作成している2019年12月末の時点でTORSは保険収載されていない．TORS普及のためにも早期保険収載が望まれる．

文　献

1) 塚原清彰：咽喉頭癌の内視鏡治療．耳鼻，**63**：S66–S70, 2017.
2) Weinstein GS, O'malley BW Jr, Hockstein NG：Transoral robotic surgery：supraglottic laryngectomy in a canine model. Laryngoscope, **115**：1315–1319, 2005.
3) O'Malley BW Jr, Weinstein GS, Snyder W, et al：Transoral robotic surgery（TORS）for base of tongue neoplasms. Laryngoscope, **116**：1465–1472, 2006.
4) Weinstein GS, O'Malley BW Jr, Snyder W, et al：Transoral robotic surgery：radical tonsillectomy. Arch Otolaryngol Head Neck Surg, **133**：1220–1226, 2007.
5) Cracchiolo JR, Baxi SS, Morris LG, et al：Increase in primary surgical treatment of T1 and T2 oropharyngeal squamous cell carcinoma and rates of adverse pathologic features：National Cancer Data Base. Cancer, **122**：1523–1532, 2016.
6) 岸本　曜，楯谷一郎，大森孝一：咽頭癌に対するロボット支援手術．頭頸部癌，**44**：331–335, 2018.
7) Fujiwara K, Koyama S, Donishi R, et al：Preoperative predictors of difficult hypopharyngeal exposure by retractor for transoral robotic surgery. Int J Clin Oncol, **24**：53–59, 2019.
Summary　頸部伸展障害や放射線治療歴を持つ症例は経口手術において下咽頭の展開が困難であることを報告した．
8) Kang SW, Jeong JJ, Yun JS, et al：Robot-assisted endoscopic surgery for thyroid cancer：experience with the first 100 patients. Surg Endosc, **23**：2399–2406, 2009.
9) Lawson G, Mendelsohn AH, Van Der Vorst S, et al：Transoral robotic surgery total laryngectomy. Laryngoscope, **123**：193–196, 2013.
10) Byeon HK, Holsinger FC, Tufano RP, et al：Robotic total thyroidectomy with modified radical neck dissection via unilateral retroauricular approach. Ann Surg Oncol, **21**：3872–3875, 2014.
11) Tsang RK, Ho WK, Wei WI, et al：Transoral robotic assisted nasopharyngectomy via a lateral palatal flap approach. Laryngoscope, **123**：2180–2183, 2013.

12) O'Malley BW, Quon H, Leonhardt FD, et al : Transoral robotic surgery for parapharyngeal space tumors. ORL J Otorhinolaryngol Relat Spec, **72** : 332-336, 2010.
13) Park YM, Lee WJ, Yun IS, et al : Free flap reconstruction after robot-assisted neck dissection via a modified face-lift or retroauricular approach. Ann Surg Oncol, **20** : 891-898, 2013.
14) Tateya I, Koh YW, Tsang RK, et al : Flexible next-generation robotic surgical system for transoral endoscopic hypopharyngectomy : A comparative preclinical study. Head Neck, **40** : 16-23, 2018.

MB ENT, 247：59-66, 2020

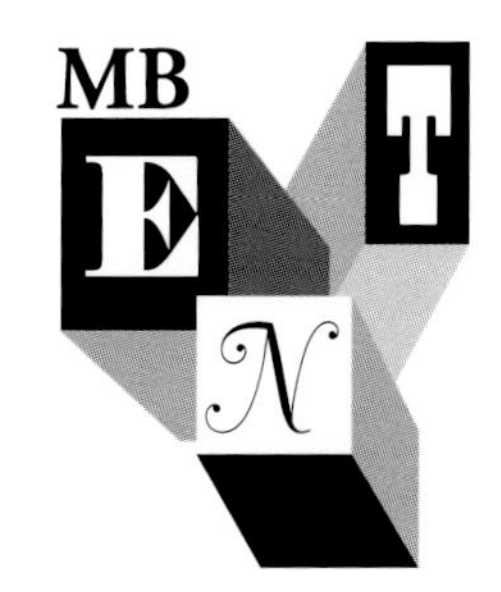

◆特集・耳鼻咽喉科診療の新しいテクノロジー

移動型CTおよびMRI支援手術

中川隆之*

Abstract ナビゲーションシステム支援手術は，耳鼻咽喉科・頭頸部外科領域で広く普及し，一般的な手術となった．より正確かつ安全な手術を目指して，術中画像診断支援手術が行われている．本稿では，術中画像診断器機として移動型CTと術中MRIシステムに注目し，耳鼻咽喉科・頭頸部外科領域での応用の現況を報告する．京都大学医学部附属病院では，2015年に移動型CTおよび術中MRIシステムの稼働が開始され，移動型CTは，耳鼻咽喉科・頭頸部外科を中心とした複数の診療科で活用され，特に人工内耳手術における蝸牛内電極位置の評価に汎用されている．脳外科と共同で行う経鼻内視鏡下頭蓋底手術では，移動型CTと術中MRIを手術段階に応じて使用しており，安全確実な腫瘍摘出に貢献している．

Key words 手術(surgery)，術中画像診断(intra-operative imaging)，経鼻内視鏡頭蓋底手術(endoscopic endonasal skull base surgery)，人工内耳(cochlear implant)，下垂体手術(pituitary surgery)

手術支援システムとしての術中画像検査

術中画像検査は，古くから行われているものであり，自身の経験でも，整形外科，脳外科手術では，Cアームと呼ばれる術中単純X線撮影装置が広く用いられていた．現在も，リアルタイムの画像が観察できるという点で，優れた手術支援器機であり，機能的にもupdateされ，現在も用いられている．血管内治療では，リアルタイムの血管造影検査は不可欠であり，特化した手術室としてハイブリッド手術室と呼ばれる設備が設置されている施設も少なくない．術中単純X線撮影装置は，耳鼻咽喉科・頭頸部外科領域で手術支援システムとして汎用されるものではなかったが，関連する領域として下垂体手術では術中単純X線撮影装置が汎用されていた．筆者も20年前ぐらいには，経鼻内視鏡下で行う下垂体手術で鉛の放射線防護服を着用していた記憶がある．その後，耳鼻咽喉科・頭頸部外科および脳外科領域では，ナビゲーションシステムが急速に発展，導入され，かつてCアームで行っていた画像モニタリングは，ナビゲーションシステムに置き換えられた．光学式ナビゲーションシステムが初期には広く導入され，その後徐々に磁場式ナビゲーションシステムへと機種が変更され，現在では一般的な手術支援器機として広く用いられている．今や磁場式ナビゲーションシステムは，無床診療所の手術室にも装備されている時代となった．Cアームで得られる頭部画像が側面単純写の画像であるのに対して，CTやMRIの3方向の画像で提示されるナビゲーションシステムの画像は，情報量が飛躍的に向上し，手術解剖の理解を容易にし，より詳細な情報が術中に確認できる．ナビゲーションシステムは，その後もソフトおよびハード面での充実が進み，手術解剖のランドマークや摘出する腫瘍の境界を擬似的な内視鏡画像に表示するシミュレーション機能が付加されている．また，ナビゲーション精度も向上し，より詳細な位置情報が獲得

* Nakagawa Takayuki, 〒606-8507 京都市左京区聖護院川原町54　京都大学大学院医学研究科耳鼻咽喉科・頭頸部外科

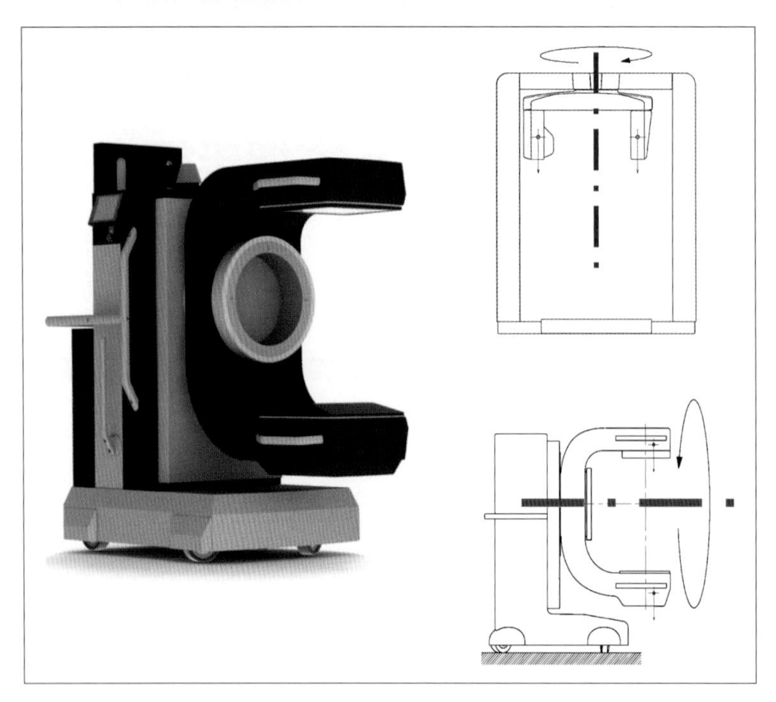

図 1.
3D Accuitomo M(モリタ製作所)

可能となりつつあり，ナビゲーションシステムの適応手術も拡大しつつある．

手術支援器機としてのナビゲーションシステムの発展に伴い，術中画像検査の位置づけも変わりつつある．より高精度なナビゲーションが可能になり，レジストレーション時間が短縮されたことから，術中画像検査で得られた画像情報にナビゲーションの情報を更新することが現実的な手段となり，より update された画像を用いた支援手術が可能となった．すなわち，一定の手術操作に伴う変化を更新した画像をナビゲーションシステムで用いることにより，より理想的な手術成果が得られることが期待されている．

新しい術中画像診断器機として，移動型 CT と術中 MRI を取り上げ，耳鼻咽喉科・頭頸部外科領域での応用について，京都大学医学部附属病院(以下，京大)の使用状況をもとに概説したい．

移動型 CT，術中 MRI とは？

京大では，2015 年から移動型 CT および術中 MRI が同時に稼働開始した．京大に導入されたシステムを中心に，移動型 CT および術中 MRI システムの概要について紹介する．

術中画像診断に CT を用いる試みは，1970 年代から既に行われてきたが，一般化するには時間を要した．移動型 CT は，C アームや病室で撮影するポータブル X 線検査と同じく，検査器機を移動させて使用するものであり，原則的にはどこでも使える画像検査器機である．CT が移動可能となった背景には，cone-beam CT の発展と普及がある．cone-beam CT は，X 線源と一対となるフラットパネルディテクタが対象物の周囲で回転して CT 画像を得る．撮影する対象物が比較的小さい場合に適しており，歯科，そして耳鼻咽喉科・頭頸部外科領域で広く活用されている．導入が急速に進んだ大きな理由として，コンパクトさを挙げることができる．cone-beam CT は，「一坪 CT」とも呼ばれ，低線量であることからも大きな設置スペースを要さない．京大に導入された移動型 CT(3D Accuitomo M，モリタ製作所：図 1)は，この cone-beam CT を応用したものであり，設置型の cone-beam CT では，X 線源と一対となるフラットパネルディテクタの回転軸が鉛直となるのに対して，移動型 cone-beam CT では，水平となるように設計されている(図 1)．水平回転軸を実現するために，フレーム素材が軽量化されており，手術室間の移動が容易である．また，設置型よりもさらに小型化されていることから，狭い手

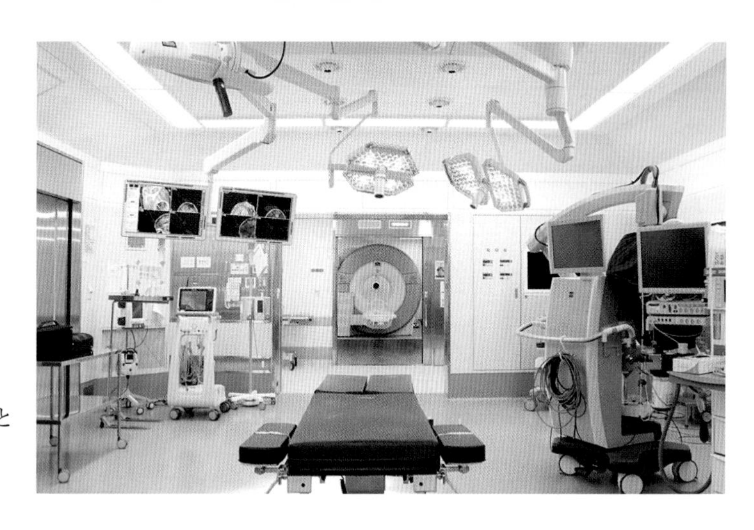

図 2.
術中MRI装置(MAGNETOM Verio)と隣接する専用手術室

術室でも使用可能である．設置型cone-beam CTと同様に撮像時間は短く，新しい画像の閲覧までに要する時間は3分程度であり，術中撮影のために手術操作を停止する時間は10分程度ですむ．ナビゲーションシステムで画像を使用するためには，画像データをナビゲーションシステムに追加するための時間を追加しなければならないが，合計して20分見込めば十分であり，使用に際しての精神的抵抗感は少ない．cone-beam CT画像の特徴である高い空間分化能と金属アーチファクトが少ないという点は，耳科手術領域では大きな利点となる．一方，軟部組織描出能が低いことから，軟部組織内の腫瘍の描出には適さない．結果として，骨構造が重要な解剖学的ランドマークとなる耳科・鼻科手術での応用が想定されている．

術中MRIは，上述した術中血管造影検査に特化したハイブリッド手術室と同様に手術室レベルでの設計，導入が必要な大型医療器機であり，使用可能な施設は限定される．脳腫瘍手術がもっとも一般的な適応であり，米国では1993年に導入され，日本国内では，2000年に滋賀医科大学と東京女子医科大学に導入された．2014年までに，日本国内で17施設に導入され，脳腫瘍手術症例が豊富な施設を中心に，想定以上に導入施設数が増加している．術中MRIシステムは，超音波検査のようにリアルタイムで画像が閲覧できるシステムと，いったん手術を中断して撮影するシステムに大別される．さらに，いったん手術を中断して撮影するタイプも，手術室内にMRI装置が設置されているタイプ，MRI装置が天井を移動するタイプ，手術室に隣接する撮影室に患者を移動させる，3つのシステムに分かれる．一般に手術室に設置できるタイプは低磁場であり，隣室に移動するタイプは高磁場となり，それぞれ特徴が異なる．高磁場タイプは，撮像時間が短く，しかも高精度の画像が得られるという利点があるが，患者移動というリスクを伴う．京大では，隣室移動を要する3テスラの術中MRI装置(MAGNETOM Verio，シーメンス)が設置，運用されている(図2)．京大では，厳密なガイドラインに沿った運用がなされており，運用にスタッフが慣れるまでは，1時間程度の手術中断時間を要したが，症例を重ねるにつれて，40分程度に短縮している．適応は，圧倒的に脳腫瘍手術が多い．

京大での稼働状況

術中MRIがほとんど脳外科手術で用いられているのに対して，移動型CTは，耳鼻咽喉科・頭頸部外科手術での使用がもっとも多い．京大では，耳鼻咽喉科・頭頸部外科と脳外科がチームとして，頭蓋底腫瘍治療に取り組むシステムとして頭蓋底腫瘍センターが立ち上げられ，経鼻内視鏡下頭蓋底手術を含めた頭蓋底手術に取り組んでいる．術中MRIに関しては，耳鼻咽喉科・頭頸部外科が単独で使用することはなく，頭蓋底腫瘍センターチームで取り組む経鼻内視鏡下頭蓋底手術が中心となる．

京大で術中MRIが使用可能な手術室は1室に限

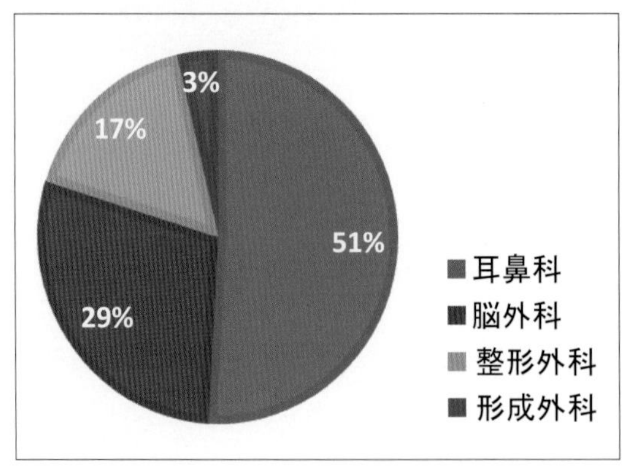

図 3. 移動型 CT の稼働状況

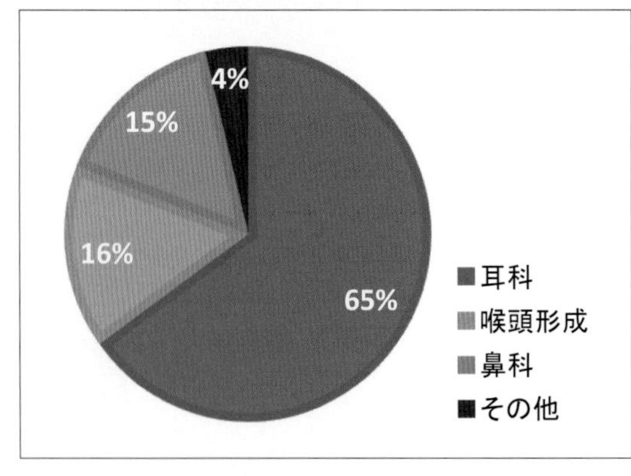

図 4. 耳鼻咽喉科・頭頸部外科における移動型 CT 使用手術

定されるが，移動型 CT はその機動力から複数の手術室での使用が可能であり，使用実績のある診療科も耳鼻咽喉科・頭頸部外科，脳外科，整形外科，形成外科と多岐にわたる．上述した頭蓋底センターチームで取り組む経鼻内視鏡下手術では，術中 MRI と移動型 CT の両方を手術のステージに応じて使用している．経鼻内視鏡下頭蓋底手術については，別項で解説する．

移動型 CT の 2015～2019 年(9 月)までの稼働状況を図 3 にまとめた．422 件の手術に用いられており，耳鼻咽喉科・頭頸部外科が 215 件と半数以上を占める．脳外科 122 件，整形外科 70 件，形成外科 15 件の順となる．耳鼻咽喉科・頭頸部外科手術の内訳は，耳科領域が 140 件あり，このうち人工内耳関連手術が 107 件を占める．次いで，喉頭形成術(枠組み手術)34 件，鼻科手術 33 件，その他 8 件となる(図 4)．脳外科では，ほとんどが経鼻内視鏡下下垂体手術(107 件)となる．耳鼻咽喉科・頭頸部外科領域の半数が人工内耳手術であり，移動型 CT 支援手術のもっとも良い適応と考えられる．従来単純 X 線検査で行っていた人工内耳電極の挿入位置評価がより詳細に行えることから，現在では，ルーチンで行う検査という位置づけになっている．特に，内耳奇形がある症例などでは，有用性が高いと思われる．

術中 MRI は，経鼻内視鏡下頭蓋底手術 127 例に用いられ，このうち 105 例では移動型 CT による術中画像診断が併用されていた．経鼻内視鏡下頭蓋底手術を行った疾患の内訳は，下垂体領域(ラトケ囊胞含む)89 例，髄膜腫 19 例，脊索腫 8 例，

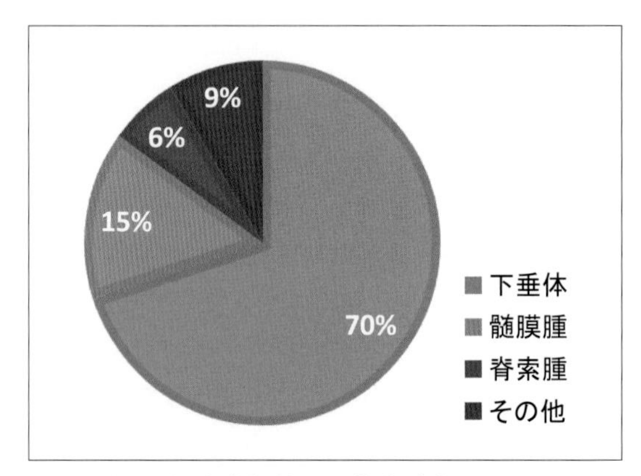

図 5. 経鼻内視鏡下頭蓋底手術における術中 MRI 使用症例

その他 11 例であった(図 5)．

経鼻内視鏡下頭蓋底手術での使用状況

京大では，2015 年から頭蓋底腫瘍手術を耳鼻咽喉科・頭頸部外科と脳外科からなるチーム医療で取り組むことを原則とし，2018 年度から頭蓋底腫瘍センターとして診断治療にあたっている．2015～2018 年に内視鏡下経鼻アプローチを用いた症例は 187 例あり，経鼻内視鏡・経頭蓋同時併用手術 16 例，経鼻内視鏡下単独手術が 171 例であった．経鼻内視鏡下単独手術のうち 128 例が経蝶形骨洞手術であり，トルコ鞍周辺病変に対する手術であった．

本稿で取り上げる術中画像診断支援手術は，主に経鼻内視鏡下単独手術(経蝶形骨洞)となる．我々は，頭蓋底手術における経鼻内視鏡下アプローチの重要な利点の 1 つとして，低侵襲性を考えている．術前のカンファレンスでは，目的とす

る腫瘍摘出に最適な手術アプローチを決定するが，腫瘍摘出に必要な操作性を保ち，なおかつ，鼻内構造および機能を最大限に温存するアプローチを選択する．この最小限ともいえる鼻副鼻腔および頭蓋底の骨切除が適切に行えているかを移動型CTによる術中画像検査で確認し，必要に応じて追加切除などを行う．この段階では，トルコ鞍底部を中心とした骨切除(特に視神経管開放の程度)，手術器機の通り道となる鼻副鼻腔経路を評価する．同時に，ナビゲーションシステムのCT画像を更新する．これまでの経験では，術中CTの結果により，約30%で追加切除が行われており，追加切除部位としては頭蓋底骨が最多であった．

術中MRI撮影は，内視鏡視野で目的とする腫瘍摘除が達成された判断した段階で施行することを原則としている．内頸動脈および視交叉周囲での操作をどこまで進めるのか，術者に迷いが生じた段階で行う場合もある．経鼻内視鏡下単独手術(経蝶形骨洞)で取り扱う疾患は，良性腫瘍であり，機能改善を第一に考える．また，トルコ鞍近傍には，視神経，上下垂体動脈を含め術後視機能に関連する構造物が存在することから，不用意な過剰切除は視機能低下を招く危険がある．このような観点から，無駄な(過剰な)手術操作を避けるために，腫瘍が残存している状況で術中MRIを施行する場合もある．これまで，術中MRI評価を行うことにより，33%の症例で腫瘍摘除のレベルを向上することができており，合併症軽減に貢献していることが期待できる．少数ではあるが，術中MRIにより血腫発生が同定されており，手術合併症の早期発見にも貢献する可能性がある．追加手術操作を行う場合は，ナビゲーションシステムのMRI画像の更新を行う．

耳鼻咽喉科・頭頸部外科領域の移動型CT支援手術例

耳鼻咽喉科・頭頸部外科領域における移動型CTによる術中画像診断の実用例をいくつか紹介する．

1．人工内耳例(図6)

人工内耳電極には，蝸牛軸近接型とストレート型が存在するが，術中CT画像では蝸牛軸近接型電極が蝸牛軸に隣接している状況を確認することができる．また，蝸牛内での局在，すなわち，鼓室階に挿入できていることも判別できている．

2．上顎洞異物例(図7)

歯性上顎洞炎は，しばしば経験する慢性副鼻腔炎の1つであるが，歯科治療における印象材の上顎洞内侵入による症例が少なからず存在する．このような症例では，術中CTで上顎洞内の異物が排出されたことを確認することができ，より確実な手術治療に貢献することができる．

3．視神経に接する蝶形骨洞嚢胞例(図8)

蝶形骨洞内病変の手術治療では，蝶形骨洞に隣接する内頸動脈や視神経に十分な注意をはらい手術操作を行うことが求められる．本例は，視神経に隣接する病変であるが，視力障害は未だ生じていない小児例である．患者家族および本人の強い希望で，視力障害を未然に防ぐことを目的として手術を施行した．病変は，視神経のみならず内頸動脈にも近接していることがわかる．術前CT所見から，視神経および内頸動脈との間には，菲薄化しているものの骨壁が残存していることがわかる．本例では，視神経および内頸動脈損傷のリスクを最小限度にとどめつつ，確実な病理診断および嚢胞の確実な開放を行うことを想定して，手術施行した．結果，術中CTで目的とする骨切除が行えていることが確認された．

4．喉頭形成手術例(図9)

本例では，右声門部の高さを挙上することを目的として手術が行われた．術中CT画像により，声門下の挿入物により適切に右声門部が挙上できていることがわかる．

今後の展望

本稿では，術中画像診断の現況について，京大における使用状況を中心に紹介した．これまでの

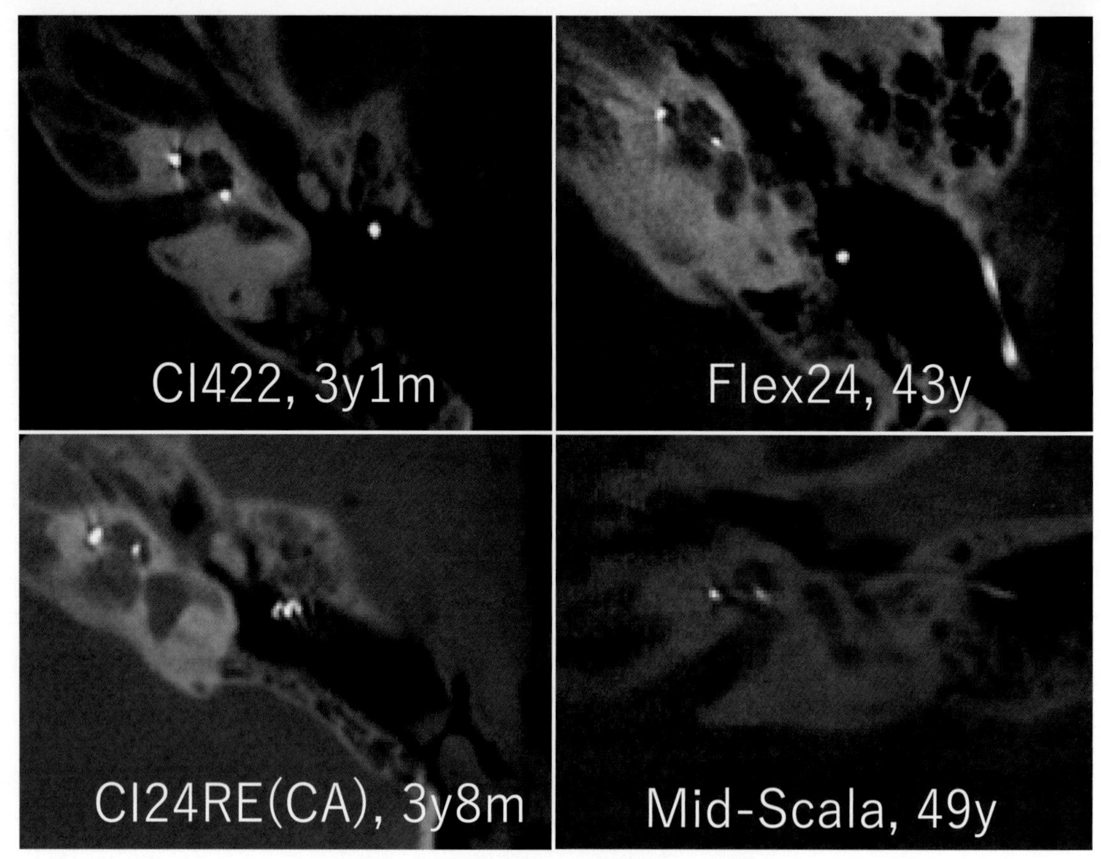

図 6. 人工内耳手術における術中 CT 画像
a：ストレート電極
b：蝸牛軸近接型電極

a/b

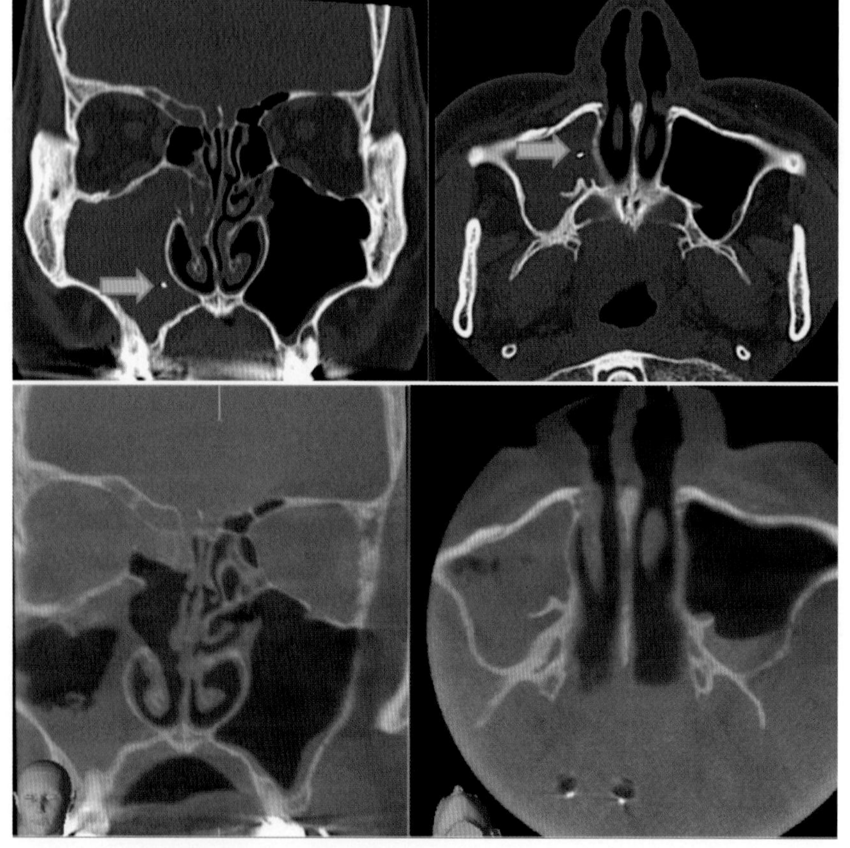

a/b

図 7.
歯科印象材による上顎洞炎例
a：術前 CT
b：術中 CT
矢印は，上顎洞内の歯科印象材を示す

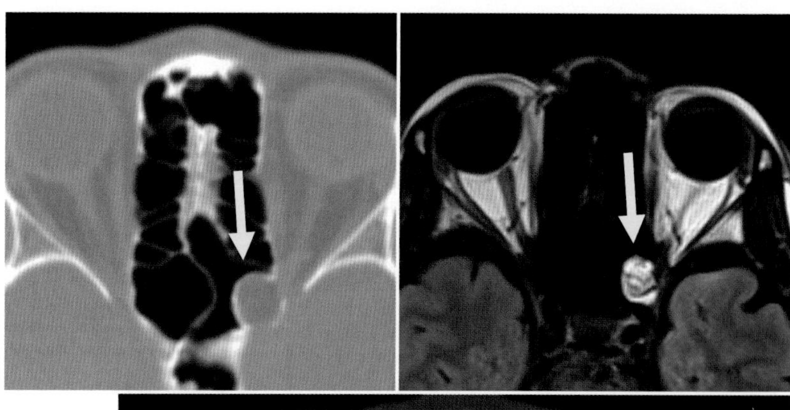
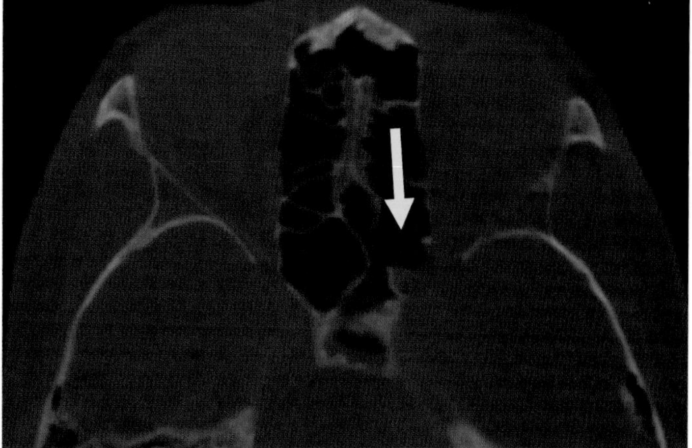

図 8.
視神経に隣接する蝶形骨洞嚢胞例
矢印は，嚢胞病変を示す
a：術前 CT
b：術前 MRI(T2)
c：術中 CT

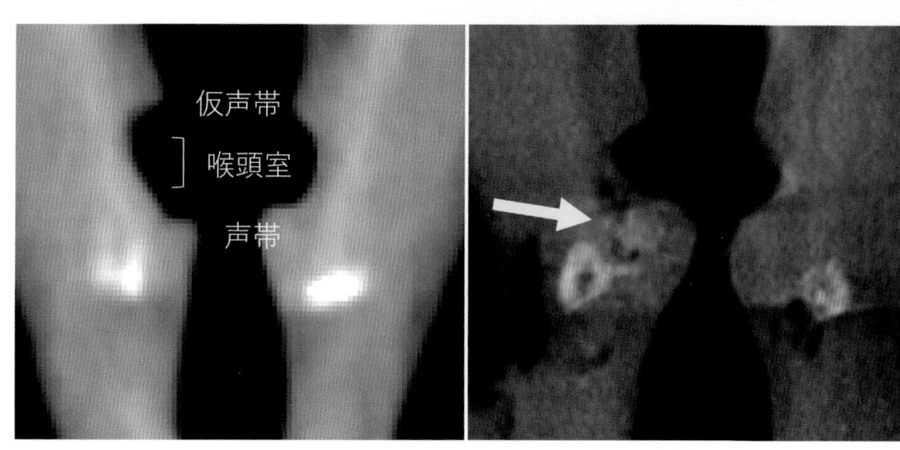

a．術前 CT　　b．術中 CT．矢印は，挿入材料を示す

図 9. 喉頭形成術における術中 CT 応用

経験では，移動型 CT および術中 MRI ともに，安全性を包括した手術成績の向上に貢献に期待ができる好ましいものであった．また，移動型 CT は，耳鼻咽喉科・頭頸部外科の幅広い領域に貢献する可能性が提示された．特に，人工内耳を中心とした耳科手術領域では，さらに適応範囲が拡大することが推測される．人工中耳手術や鼓室形成術における耳小骨連鎖の再建評価などへの応用が期待される．術中 MRI は，国内で想定以上の普及が進んでおり，今後経鼻内視鏡下頭蓋底手術のハイボリュームセンターを目指す施設での積極的な導入が予想される．特に，国内メーカーが存在するこ

とも，導入拡大を後押しする因子となるかもしれない．しかしながら，これら術中画像診断がどの程度手術成績に貢献するかは，未だエビデンスレベルの高い報告はなく，今後導入施設間での共同研究などによる手術アウトカムの評価が望まれる．

術中画像診断の肝は，手術操作による「変化」を評価する点にあり，今後ナビゲーションシステムや電気生理学的な術中モニタリングの進歩とともに難易度が高いと考えられる術式における必要不可欠な存在となる可能性がある．

謝　辞

本稿の執筆に際しては，京都大学大学院医学研究科耳鼻咽喉科・頭頸部外科　山本典生准教授，同　坂本達則講師，京都大学医学部附属病院脳神経外科　丹治正大助教の協力を得た．また，モリタ製作所からのデータ提供を受けた．この場をお借りして，深謝する．

MB ENT, 247：67-73, 2020

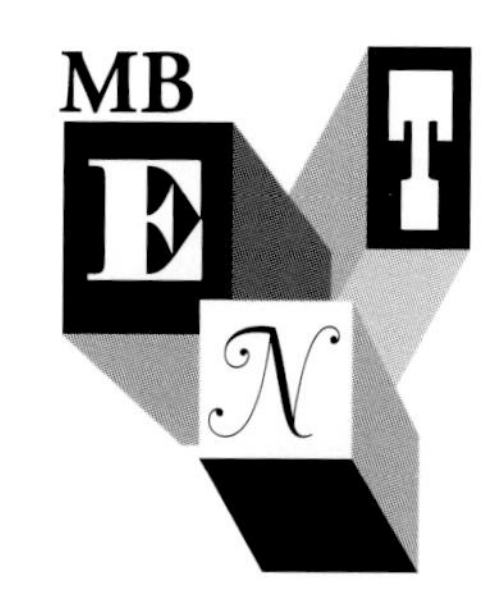

◆特集・耳鼻咽喉科診療の新しいテクノロジー

改良型サクションキュレットと改良型笹木-ヤンゼン-ミドルトン鉗子

小林正佳*

Abstract 易出血性なのに狭くて操作性に制限のある鼻内内視鏡手術において，手術器具の選択は手術の成否に大きくかかわる．これまでに数々の便利な手術器具が考案されてきたが，より便利な手術器具の探求は術式の進歩とともにこれからもずっと続く．本稿では筆者が改良，製品化した手術器具をその経緯とともに紹介する．「くぼこばのサクションキュレット」は久保式粘膜下甲介用吸引剝離子をベースに，狭いワーキングスペースでも血液を吸引しながら真横の粘膜切開，剝離ができるように改良した器具である．「上向コバヤン鉗子」は笹木-ヤンゼン-ミドルトン鉗子の先端を30°上向きにすることで，内視鏡との干渉で見にくかった器具先端を見やすく改良したものである．「下向コバヤン鉗子」は逆に先端を30°下向きにすることで，鼻中隔の上顎骨鼻稜を止血しながら鉗除できるようにした器具である．これらの改良により得られた手術の進歩とともに，術者が製品化に携わることで得られた経験は貴重であった．

Key words 久保式粘膜下甲介用吸引剝離子(Kubo-type suction raspatory for mucosa and inferior turbinate)，くぼこばのサクションキュレット(Kubo-Koba suction curette)，中隔用鉗子(Sasaki-Jansen-Middleton septum cutting forceps)，上向コバヤン鉗子(Koba-Jan upward septum cutting forceps)，下向コバヤン鉗子(Koba-Jan downward septum cutting forceps)

はじめに

内視鏡下手術は術者の手指が直接届かない部位を操作する手術なので，手術器具の選択は手術の成否に大きく関与する．そして，その器具次第で操作性は格段に向上し，操作可能な手術適用範囲も広がる．さらに，以前から操作できていた範囲内でも，ちょっとした器具の改良で操作性が良くなると術者のストレスが大きく軽減され，手術時間の短縮に繋がることもある．

筆者が日頃手がけている内視鏡下の鼻副鼻腔・頭蓋底手術も数々の便利な手術器具のおかげで施行できており，それらの器具を手術経験に基づくアイデアと工夫で開発してこられた多くの先人達に対する感謝の念は言うまでもない．その一方，自分も手術経験を重ねて様々な場面に遭遇してきた中で，「もしここでこういう手術器具があれば・・・」という思いをした機会が少なからずあった．これが先人達が手術器具の開発に至ったドライビング・フォースなのかと気づく今日この頃である．

今回，自分が改良して製品化，市販化された手術器具を本稿に紹介する機会をいただいた．正直なところ，手術器具を自分で改良するなど全く考えもしなかった筆者が，なぜ手術器具の改良を手がけることになったのか，その経緯も含めて紹介するので，今後何かの参考になれば幸いである．

「くぼこばのサクションキュレット」開発への経緯

筆者の「くぼこばのサクションキュレット」開発へのきっかけは，オーストラリア・アデレード大学のWormald教授が開発したマリアブル・サ

* Kobayashi Masayoshi, 〒514-8507 三重県津市江戸橋2-174 三重大学大学院医学系研究科耳鼻咽喉・頭頸部外科，准教授

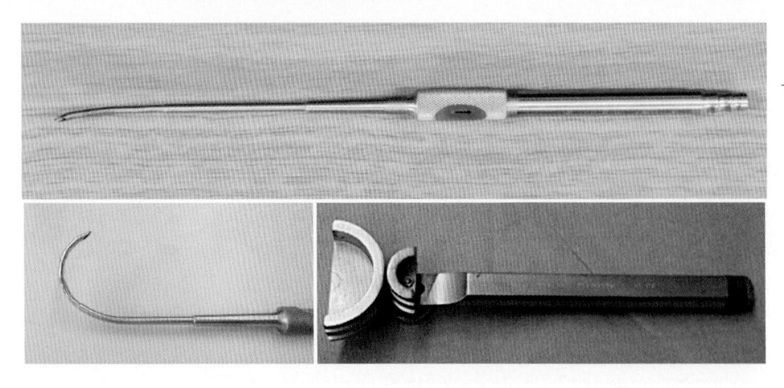

図 1.
マリアブル・サクションキュレット全体(a)とベンダー(c)で曲げた状態(b)

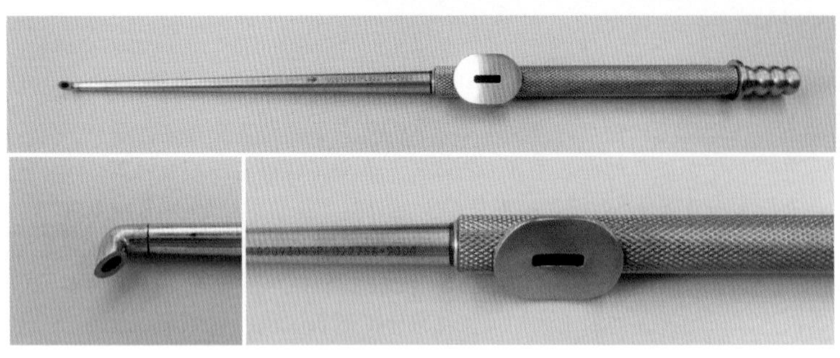

図 2.
くぼこばのサクションキュレット

クションキュレット(メドトロニック社製)である[1)~4)](図1)．2007年に参加した京都大学の内視鏡下鼻内手術解剖実習でこの器具を初めて知り，その後これは筆者の手術を大きく飛躍させてくれた．鼻内内視鏡手術において良好な術視野の確保は重要で，出血は鼻副鼻腔術野の視界を不良にする一因であり，術者は一側の手で内視鏡を保持すると，もう一側の手で手術操作と出血対策の両方をしなければならない．吸引付きの手術器具であるマリアブル・サクションキュレットは金属製吸引管の先を鋭角に斜め切りした構造で，先端はメス，先端横を剝離子として活用できる．管側部のスリットを親指で開閉調節して吸引圧をコントロールできるうえに，金属製ベンダーで尖部を自由に曲げられる．これで上顎洞前部や前頭洞深部，眼窩上蜂巣の深部，狭部など，従来の器具では届かなかった部位へのアプローチが可能となった．吸引できる道具でそのまま鼻副鼻腔の開放，剝離，切開操作ができる点が画期的で，このオール・イン・ワン的な器具により，術中に鉗子と吸引管を交互に持ち替えるという手間がかなり省けた．繊細な操作性に優れていて，シャフトが細いので術視野があまり遮られず，内視鏡下経鼻的頭蓋底手術でも大いに役立っている．

そのようなサクションキュレットを使用してきた中で，サクションキュレットの尖部を90°曲げて使用するには，ある程度の曲率半径が必要で，鼻内ではその分のワーキングスペースが要ることに気付いた．しかし，鼻腔は左右方向に狭いため，そのワーキングスペース分の幅が確保できないことがあり，その場合，鼻腔側壁に先端を垂直に当てて粘膜切開などの操作をするのが困難になる．涙囊鼻腔吻合術などで狭いワーキングスペースでも鼻腔側壁に小回りを利かせて操作できる，いわゆる真横を操作できるサクションキュレットがあれば，もっと手術がスムーズに進められると考えた．いろいろと探したが，サクションキュレットの長所を備えた希望の製品はなく，残念ながら諦めかけていたとき，手術器械関連の関係者から自前で作製してはどうかというご提案をいただき，それを機に今回手術器具の改良に取り組むことになった次第である．

便宜上，国内メーカーとの共同作製とし，薬機法手続きを簡便にするために，久保式の粘膜下甲介用吸引剝離子(永島医科器械社製)をベースに考案することにした[4)5)](図2)．特長として，シャフトの尖部を直角に曲げ，その先端をサクションキュレットと同様に斜め切りにした．また，シャ

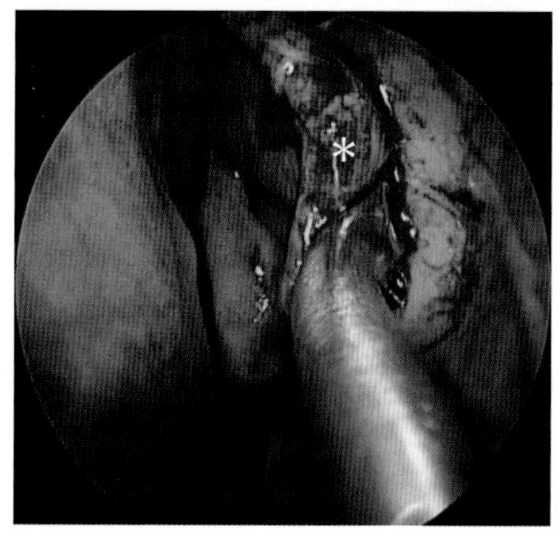

図 3. 涙嚢鼻腔吻合術における粘膜弁(＊)作製操作
(文献 4 より引用，改変)

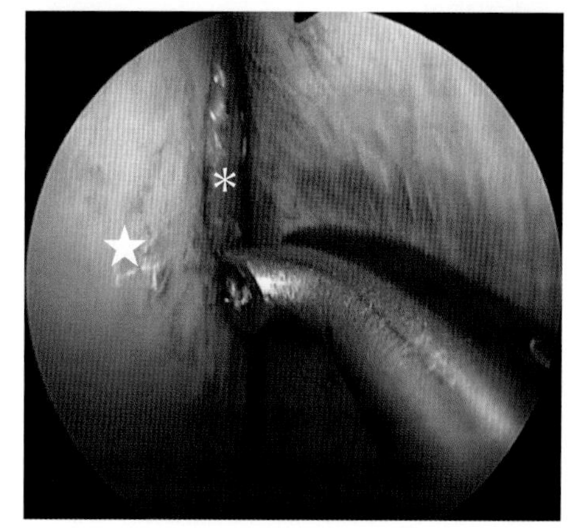

図 4. 鼻中隔軟骨を温存する鼻中隔矯正術(Wodak 法)で，篩骨垂直板(＊)から鼻中隔軟骨(★)を脱臼させる操作
(文献 4 より引用，改変)

フトも細くし，全長 20 cm，先端外径を 3×2.5 mm，吸引孔直径を 1 mm として内視鏡下での術視野をなるべく妨げないものにした．ただし，耐久性保持のため，自在に曲げることはできないが，元来の目的から考えるとこの点は必ずしも必須事項ではないと考え，それで良しとした．また，管側部の吸引圧調節口はマリアブル・サクションキュレットのシステムを取り入れて，前後に長いスリットとし，手元を見なくても指の感触で一定方向に把持できるように指置きプレートを設けた．

当初の目的は，涙嚢鼻腔吻合術の際の粘膜弁作製用にと考えていたが(図 3)，他の手術にも使用してみると以下のように様々な活用法に気付いた．

- 鼻中隔矯正術で皮膚粘膜移行部の切開と軟骨膜の剝離．
- 鼻中隔軟骨を温存する鼻中隔矯正術(Wodak 法)で，鼻中隔軟骨を篩骨垂直板，鋤骨から脱臼させて外すとき(図 4)．骨軟骨癒合部にピンポイントで垂直に圧をかけることができるので，脱臼させるのが容易になった．
- 上顎洞自然口縁に基部を有する内反性乳頭腫の周囲正常粘膜を斜視鏡下で切開，剝離をするとき．
- 腫瘍基部周囲の正常組織マージンスタディ(術中病理学的検査)の際に，検体採取をしやすくするために粘膜組織を起こすとき．
- 蝶口蓋動脈結紮術の際に，蝶口蓋孔周囲の剝離，また動脈，静脈，後鼻神経の露出と分離操作．

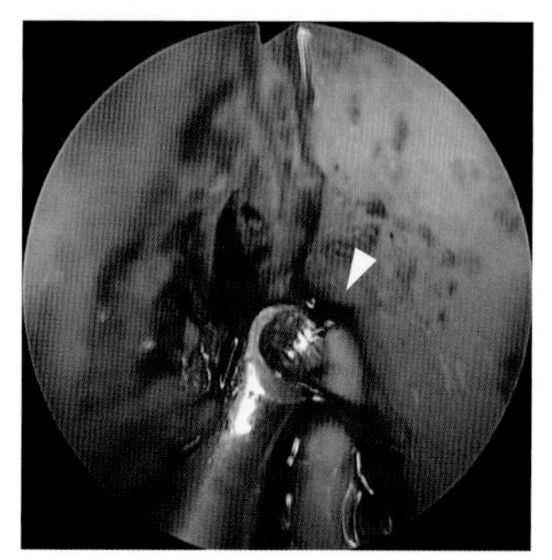

図 5. Endoscopic modified Lothrop procedure の鼻骨下面から嗅裂前方にかけての粘膜剝離操作
矢印：最前部篩孔
(文献 4 より引用，改変)

- Endoscopic modified Lothrop procedure の際，鼻骨下の粘膜を前方から嗅裂に向かって剝離し，開放範囲の後端メルクマールである最前部篩孔(最前部嗅糸)までの骨面を露出させるとき(図 5)．
- 内視鏡下経鼻的眼窩内腫瘍摘出術で，鼻涙管と眼窩骨膜との間を斜視鏡下で剝離するとき(図 6)．
- 内視鏡下経鼻的頭蓋底腫瘍切除・再建術において，篩板と硬膜との間を剝離するとき(図 7)．

以上のように，繊細な操作が求められる場面

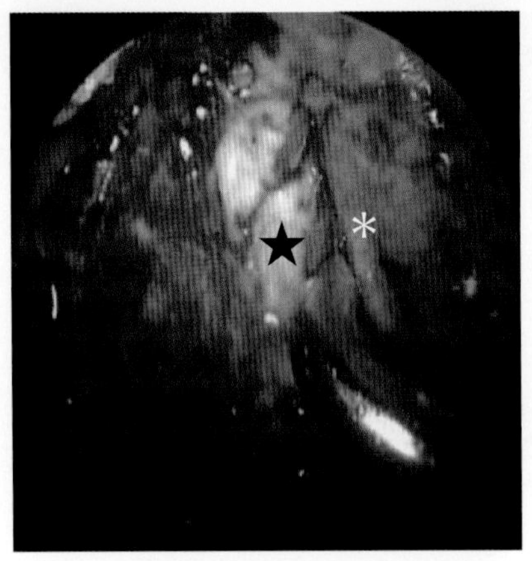

図 6. 内視鏡下眼窩内腫瘍摘出術における左鼻涙管後部(＊)と眼窩骨膜(★)との間の剝離操作
(文献4より引用, 改変)

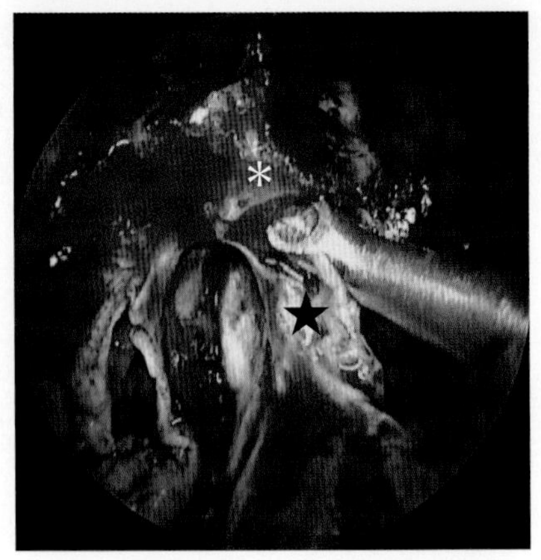

図 7. 内視鏡下広範囲前頭蓋底切除再建術における篩板(＊)と硬膜(★)との間の剝離操作
(文献4より引用, 改変)

で, 術野の血液を吸引除去しながら良好な視野を確保しつつ操作を進めたいときに, この新しいサクションキュレットはとても便利で, これのおかげでうまく操作ができたという経験を何度もした. おそらくここに挙げた場面以外にもまだ活用できる他の用途があるものと予想している.

この新しいサクションキュレットは, オリジナルの久保式吸引剝離子の開発者である久保伸夫先生の御承認の下, 登録名称「粘膜下甲介用吸引剝離子・三重大小林式・久保氏改良型　先曲(通称：くぼこばのサクションキュレット)」として, 医療機器として薬機承認を受けた. そして, 2015年2月に久保式吸引剝離子と同じく永島医科器械株式会社から市販化された. なお, この通称の由来は, 久保先生が「名称は『久保・小林』で行こう！」とおっしゃって下さったのが最初で, ただ, これでは手術時の器械出し介助で呼びにくそうだと考えた筆者が『くぼこば』でどうかと提案し, 久保先生から快諾を得たという次第である.

「上向コバヤン鉗子」開発への経緯

筆者の施設では裸眼で鼻中隔矯正術をしていた時代から現在の内視鏡下手術の時代に至るまで, 鼻中隔骨部を削除するのに笹木–ヤンゼン–ミドルトン鉗子(直の中隔用鉗子)を使用している. これは, てこの原理により厚い骨板でも容易に鉗除できる鉗子で, しかも鉗除した骨片が器具の中に回収されるので, 汎用の切除鉗子で鼻中隔骨を切除した時に必要になる術野の散乱骨片の清掃という手間が省けて, スムーズな手術進行に有用である. しかし, 内視鏡下手術で使用していると鼻中隔上部の操作時に内視鏡と鉗子が干渉して鉗子先端の切除操作部が見づらく, 繊細な操作性にやや難を感じていた. そこで先端を少し上方へ彎曲させる改良ができないかを手術器械関連の関係者に相談したことがあったが, 本鉗子のメーカーから, その改良により鉗子先端の金属柄の耐久性が下がるので不可能という回答をもらい, 残念ながら諦めていた.

上述のくぼこばのサクションキュレットが完成した頃に, これを手掛けたことを聞きつけてか, 三重県が医療機関と地元のものづくり企業を結びつけて産官学共同での医療・福祉関連機器を開発する事業を進めているとのことで, この事業ではこれまでに手術器具の開発を扱ったことがないので, もしアイデアがあれば提案してほしいというお話をいただいた. そこで, 上記の中隔用鉗子の改良の提案をしてみたら, 以前から産業用機械や超精密部品を作製している(株)水貝製作所(三重県いなべ市)を紹介してくれた. 同社の担当の方に本アイデアを相談したところ, 曲げる角度が30°くらいまでならば技術的に作製可能という回答をいただいたので, 同社に試作をお願いしてみた. みえライフイノベーション総合特区推進事業

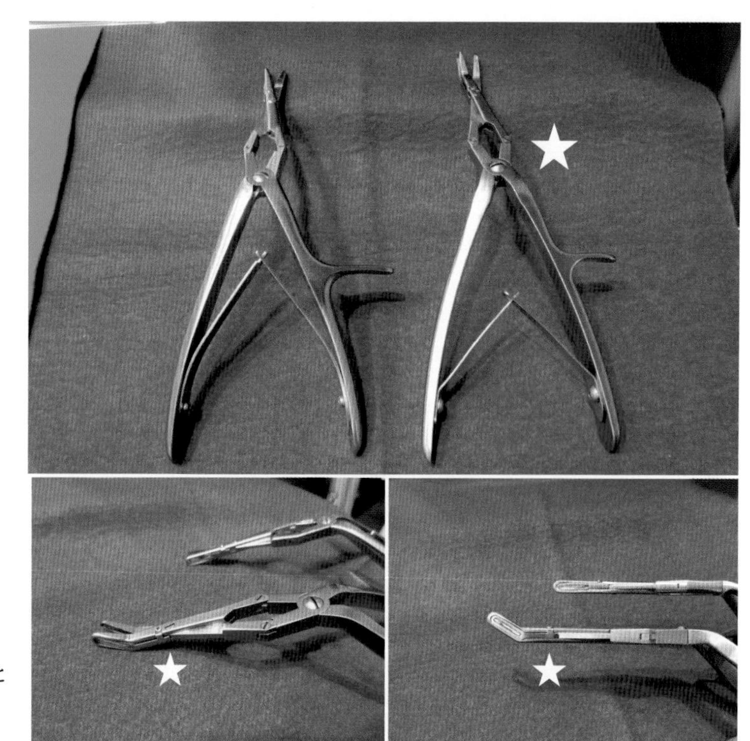

図 8.
上向コバヤン鉗子(★)と
直の中隔用鉗子

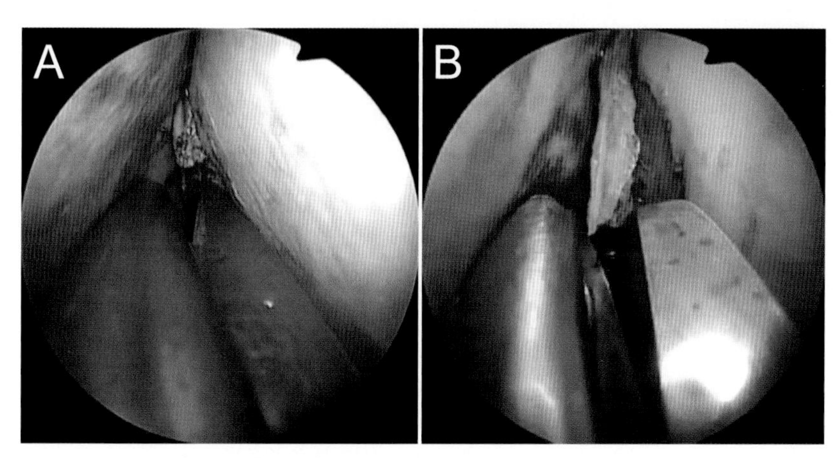

図 9. 鼻中隔矯正術(Wodak 法)における篩骨垂直板の鉗除操作
直の中隔用鉗子使用時(A)と上向コバヤン鉗子の使用時(B)

費補助金を三重県からいただいて同社が作製した試作品を試用したところ，既成の直の中隔用鉗子と比べて切れ味，手にかかる力具合に遜色がなく，驚いたのと同時に日本のものづくり産業のすばらしさに感動したのを今でも覚えている．従来の中隔用鉗子よりもさらに先端を見やすく，操作性も向上させるために，先端部分を耐久性が低下しない範囲で少し薄くして完成品とした(図 8)．

本鉗子だと直視の内視鏡下で見にくかった鉗子先端が見やすく，特にこれまで内視鏡が干渉して鉗除できなかった鼻中隔の篩骨垂直板の上部を近接した術視野で繊細に鉗除できるようになった(図 9)．また，下垂体手術などで両側蝶形骨洞を単洞化する際には通常蝶形骨洞中隔をダイヤモンドバーの付いた電動ドリルで削除することが多いが，中隔の直後上部に損傷回避すべき構造物が露出している例や，中隔が左右どちらかへ偏位していて内頸動脈隆起や視神経管隆起に付着している例で，蝶形骨洞中隔後上部を基部近くまで明視下で安全に鉗除するのにも有用であった．この鉗子

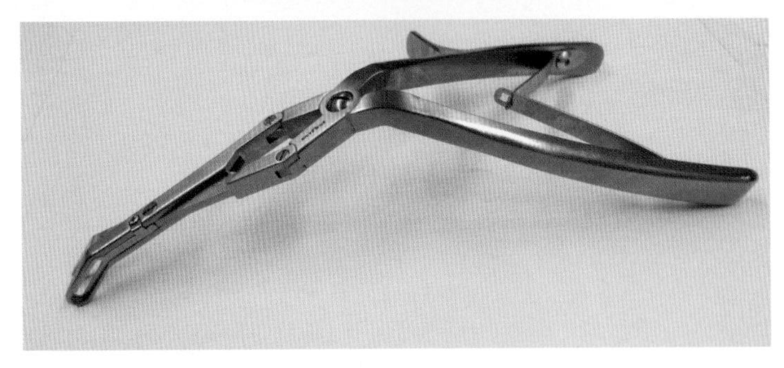

図 10.
下向コバヤン鉗子

は登録名称「中隔用鉗子三重大小林上向型(篩木氏ヤンゼン・ミドルトン 改良)(通称：上向コバヤン鉗子)」として2016年に薬機承認を得て，第一医科株式会社から市販されている.

「下向コバヤン鉗子」の開発

上向コバヤン鉗子に続いて，この下向きタイプも作製した(図10). これは鼻中隔前下部の上顎骨鼻稜の処理に役立っている. 鼻中隔矯正術において上顎骨鼻稜はノミで削除するのが一般的であるが，このときその断端から出血することが多い. ノミの代わりに下向コバヤン鉗子で挟んで数秒かけてゆっくりと鉗除すると骨が挫滅されて出血がほとんどない断端形成ができる[6]. 直の中隔用鉗子だと鼻稜前方の操作が困難であったが，鉗子先端に30°下向きの角度をつけることで，この操作ができるようになった. こちらの薬機登録名称は,「中隔用鉗子三重大小林下向型(篩木氏 ヤンゼン・ミドルトン 改良)(通称：下向コバヤン鉗子)」で，これも第一医科株式会社から市販されている.

なお,「コバヤン」の名称は小林とヤンゼンに由来した組み合わせで，前述の「くぼこば」と同じく手術時の器械出し介助で呼びやすいようにと，三重大学病院の手術室のスタッフ達が考えてくれたいくつかの案の中から選んで名付けた. しかし，実際の手術では，直の中隔用鉗子も併用していて，これを「ヤンゼン」と呼ぶためか，それにつられて筆者自身が「ヤンゼン上向き」「ヤンゼン下向き」と呼んでしまっている.

おわりに

以上,「くぼこばのサクションキュレット」と「上向／下向コバヤン鉗子」の開発経緯と活用法を解説した. 今回，手術機器の開発を通じて，薬機申請で名称に通称も一緒に登録できることを初めて知った. また，今回いくつかの企業と共同で改良作業に取り組んだが，筆者はなんら金銭的利益を得ておらず，利益相反が全くない. こういう器具開発で考案者へ配当が出るには数百個の販売実績が必要なのだそうで，さすがに今回の手術器具の販売数はそこまで至りそうにないのが理由である. 一方，筆者自身が使いたくて改良，製品化した器具であるにもかかわらず，筆者自身は金銭的負担を全くせずに済んだことも特筆すべき点である(注：完成した市販品はきちんと病院で購入してもらった). 今回の改良の経緯と今後普及しやすくなることを優先的に考えて，特許や実用新案などの登録は最初から考えなかったが，今後は医療業界の知的財産重視の観点からそういうことも考えていくべきかもしれない. ただ，今回については，このように使用したい手術器具が比較的短期間で得られたこの現状をありがたく思っている次第である. 最後に，この筆者の経験に基づく解説が今後いろんなアイデアを持っている術者の参考になれば幸いである.

参考文献

1) 児玉　悟：ESSに用いる吸引付剝離子・鋭匙. JOHNS, **27**：1957-1960, 2011.
Summary サクションエレベーター，サクションキュレット，久保式の粘膜下甲介用吸引剝離子の有用性を解説している.
2) 三輪高喜：鼻副鼻腔手術用吸引付き器具. JOHNS, **29**：1213-1215, 2013.
Summary サクションキュレット，久保式の粘膜下甲介用吸引剝離子，吸引剝離子(ストルツ社製），吸引付きグリュンワルド式截除鉗子の有用性を解説している．
3）朝子幹也：Suction curette. JOHNS, **30**：382-384, 2014.
Summary 久保式の粘膜下甲介用吸引剝離子とサクションキュレットシリーズ器具の有用性を解説している．
4）小林正佳：マリアブル・サクションキュレットと“くぼこば”のサクションキュレット. JOHNS, **31**：127-130, 2015.
5）鈴木元彦：吸引剝離子. JOHNS, **31**：1534-1538, 2015.
6）小林正佳：鼻閉改善手術. 日耳鼻, **119**：471-472, 2016.

2019-2020
日本医書出版協会・認定書店一覧

日本医書出版協会では下記書店を医学書の専門店・販売店として認定しております。本協会認定証のある書店では，医学・看護書に関する専門的知識をもった経験豊かな係員が皆様のご購入に際して，ご相談やお問い合わせに応えさせていただきます。

また正確で新しい情報を常にキャッチし，見やすい商品構成などにも心がけて皆様をお迎えいたします。医学書・看護書をご購入の際は，お気軽に，安心して認定店をご利用賜りますようご案内申し上げます。

■ 認定医学書専門店

＊医学書専門店の全店舗（本・支店，営業所，外商部）が認定店です。

北海道	**東京堂書店**	東　京	**文光堂書店**	静　岡	**ガリバー**	島　根	**島根井上書店**
	昭和書房		**医学堂書店**	愛　知	**大竹書店**	岡　山	**泰山堂書店**
宮　城	**アイエ書店**		**稲垣書店**	三　重	**ワニコ書店**	広　島	**井上書店**
山　形	**高陽堂書店**		**文進堂書店**	京　都	**辻井書院**	山　口	**井上書店**
栃　木	**廣川書店**	神奈川	**鈴文堂**	大　阪	**関西医書**	徳　島	**久米書店**
	大学書房	長　野	**明倫堂書店**		**ワニコ書店**	福　岡	**九州神陵文庫**
群　馬	**廣川書店**	新　潟	**考古堂書店**	兵　庫	**神陵文庫**	熊　本	**金龍堂**
千　葉	**志学書店**		**西村書店**	奈　良	**奈良栗田書店**	宮　崎	**田中図書販売**

■ 認定医学書販売店

北海道　**丸善雄松堂**
・札幌営業部
紀伊國屋書店
・札幌本店

岩　手　**東山堂**
・外商部
・北日本医学書センター

宮　城　**丸善**
・仙台アエル店
丸善雄松堂
・仙台営業部

秋　田　**加賀谷書店**
・外商部

福　島　**岩瀬書店**
・外商センター
・富久山店

茨　城　**ACADEMIA**
・イーアスつくば店

埼　玉　**佃文教堂**

東　京　**三省堂書店**
・神保町本店
ジュンク堂書店
・池袋本店
紀伊國屋書店
・新宿本店新宿医書センター
丸善
・丸の内本店

東　京　**丸善雄松堂**
・首都圏医療営業部
オリオン書房
・ノルテ店

神奈川　**有隣堂**
・本店医学書センター
・書籍外商部書籍営業課
・医学書センター北里大学病院店
・横浜駅西口店医学書センター
丸善
・ラゾーナ川崎店

富　山　**中田図書販売**
・本店
・外商部
・富山大学杉谷キャンパス売店

石　川　**明文堂書店**
・金沢ビーンズ

福　井　**勝木書店**
・外商部
・福井大学医学部売店

静　岡　**谷島屋**
・浜松本店
・浜松医科大学売店
吉見書店
・外商部

愛　知　**三省堂書店**
・名古屋本店

愛　知　**丸善雄松堂**
・名古屋医療営業部

京　都　**大垣書店**
・イオンモールKYOTO店

大　阪　**紀伊國屋書店**
・梅田本店
・グランフロント大阪店
ジュンク堂書店
・大阪本店
MARUZEN&ジュンク堂書店
・梅田店

香　川　**宮脇書店**
・本店
・外商部
・香川大学医学部店

愛　媛　**新丸三書店**
・本店／外商部
・愛媛大学医学部店

高　知　**金高堂**
・本店
・外商センター
・高知大学医学部店

福　岡　**丸善雄松堂**
・福岡営業部
ジュンク堂書店
・福岡店

沖　縄　**ジュンク堂書店**
・那覇店

2020.01作成

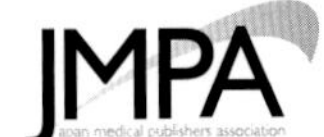

一般社団法人
日本医書出版協会
https://www.medbooks.or.jp/

〒113-0033
東京都文京区本郷5-1-13 KSビル7F
TEL (03)3818-0160　FAX (03)3818-0159

第65回日本聴覚医学会総会・学術講演会

会　期：2020年10月7日(水)・8日(木)・9日(金)

会　場：ウィンクあいち

〒450-0002　愛知県名古屋市中村区名駅4-4-38

TEL 052-571-6131(代)／FAX 052-571-6132

会　長：曾根　三千彦(名古屋大学医学部耳鼻咽喉科学講座教授)

プログラム：

主題1：聴覚の可塑性―基礎研究から臨床所見まで

主題2：他覚的聴覚検査の応用と評価

他，特別講演，一般演題を予定

【事務局】 名古屋大学医学部耳鼻咽喉科

〒466-8550　愛知県名古屋市昭和区鶴舞町65

TEL 052-744-2323／FAX 052-744-2325

E-mail audiology65@sunpla-mcv.com

FAXによる注文・住所変更届け

改定：2015年1月

毎度ご購読いただきましてありがとうございます．

読者の皆様方に小社の本をより確実にお届けさせていただくために，FAXでのご注文・住所変更届けを受けつけております．この機会に是非ご利用ください．

◇ご利用方法

FAX専用注文書・住所変更届けは，そのまま切り離してFAX用紙としてご利用ください．また，注文の場合手続き終了後，ご購入商品と郵便振替用紙を同封してお送りいたします．**代金が5,000円をこえる場合，代金引換便とさせて頂きます**．その他，申し込み・変更届けの方法は電話，郵便はがきも同様です．

◇代金引換について

本の代金が5,000円をこえる場合，代金引換とさせて頂きます．配達員が商品をお届けした際に，現金またはクレジットカード・デビットカードにて代金を配達員にお支払い下さい(本の代金＋消費税＋送料)．(※年間定期購読と同時に5,000円をこえるご注文を頂いた場合は代金引換とはなりません．郵便振替用紙を同封して発送いたします．代金後払いという形になります．送料は定期購読を含むご注文の場合は頂きません)

◇年間定期購読のお申し込みについて

年間定期購読は，1年分を前金で頂いておりますため，代金引換とはなりません．郵便振替用紙を本と同封または別送いたします．送料無料，また何月号からでもお申込み頂けます．

毎年末，次年度定期購読のご案内をお送りいたしますので，定期購読更新のお手間が非常に少なく済みます．

◇住所変更届けについて

年間購読をお申し込みされております方は，その期間中お届け先が変更します際，必ずご連絡下さいますようよろしくお願い致します．

◇取消，変更について

取消，変更につきましては，お早めにFAX，お電話でお知らせ下さい．

返品は，原則として受けつけておりませんが，返品の場合の郵送料はお客様負担とさせていただきます．その際は必ず小社へご連絡ください．

◇ご送本について

ご送本につきましては，ご注文がありましてから約1週間前後とみていただきたいと思います．お急ぎの方は，ご注文の際にその旨をご記入ください．至急送らせていただきます．2～3日でお手元に届くように手配いたします．

◇個人情報の利用目的

お客様から収集させていただいた個人情報，ご注文情報は本サービスを提供する目的(本の発送，ご注文内容の確認，問い合わせに対しての回答等)以外には利用することはございません．

その他，ご不明な点は小社までご連絡ください．

株式会社 全日本病院出版会
〒113-0033 東京都文京区本郷3-16-4-7F
電話03(5689)5989　FAX03(5689)8030　郵便振替口座00160-9-58753

年　月　日

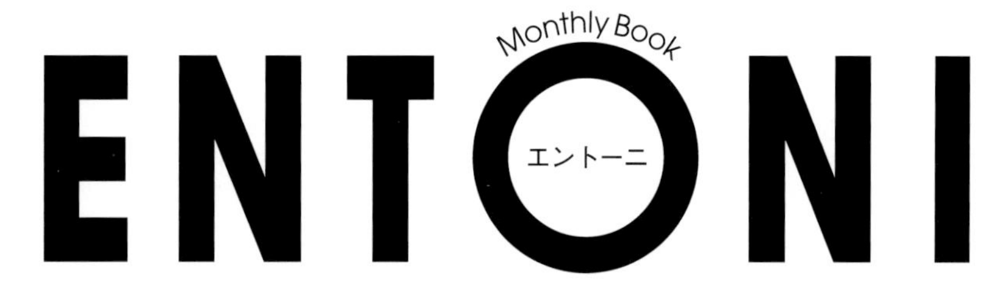

FAX 専用注文書

「Monthly Book ENTONI」誌のご注文の際は，この FAX 専用注文書もご利用頂けます．また電話でのお申し込みも受け付けております．
毎月確実に入手したい方には年間購読申し込みをお勧めいたします．また各号 1 冊からの注文もできますので，お気軽にお問い合わせください．

バックナンバー合計
5,000 円以上のご注文
は代金引換発送

—お問い合わせ先—
㈱全日本病院出版会 営業部
電話 03(5689)5989　　FAX 03(5689)8030

□年間定期購読申し込み　No.　　から

□バックナンバー申し込み

No.　－　冊	No.　－　冊	No.　－　冊	No.　－　冊
No.　－　冊	No.　－　冊	No.　－　冊	No.　－　冊
No.　－　冊	No.　－　冊	No.　－　冊	No.　－　冊
No.　－　冊	No.　－　冊	No.　－　冊	No.　－　冊

□他誌ご注文

冊	冊

お名前	フリガナ ㊞	診療科
ご送付先	〒　　－ □自宅　□お勤め先	
電話番号		□自宅 □お勤め先

FAX 03-5689-8030 全日本病院出版会行

FAX 03-5689-8030
全日本病院出版会行

年　　月　　日

住所変更届け

お名前	フリガナ
お客様番号	毎回お送りしています封筒のお名前の右上に印字されております8ケタの番号をご記入下さい。
新お届け先	〒　　都道　府県
新電話番号	（　　　）
変更日付	年　月　日より　　月号より
旧お届け先	〒

※ 年間購読を注文されております雑誌・書籍名に✓を付けて下さい。

- □ Monthly Book Orthopaedics（月刊誌）
- □ Monthly Book Derma.（月刊誌）
- □ 整形外科最小侵襲手術ジャーナル（季刊誌）
- □ Monthly Book Medical Rehabilitation（月刊誌）
- □ Monthly Book ENTONI（月刊誌）
- □ PEPARS（月刊誌）
- □ Monthly Book OCULISTA（月刊誌）

FAX 03-5689-8030
全日本病院出版会行

Monthly Book ENTONI バックナンバー

No.191 編集企画／宮崎総一郎
睡眠時無呼吸症候群における CPAP の正しい使い方

No.192 編集企画／髙橋晴雄
耳鼻咽喉科診療スキルアップ 32—私のポイント—
増刊号 5,400 円＋税

No.193 編集企画／岡本美孝
アレルギー性鼻炎と舌下免疫療法

No.196 編集企画／久 育男
知っておきたい！高齢者の摂食嚥下障害
—基本・管理・診療— 増大号 4,800 円＋税

No.201 編集企画／小林俊光
耳管の検査と処置—治療効果を上げるコツ—

No.203 編集企画／栢森良二
顔面神経麻痺のリハビリテーションによる機能回復

No.204 編集企画／大久保公裕
小児のアレルギー性疾患 update

No.205 編集企画／氷見徹夫
診断に苦慮した耳鼻咽喉科疾患
—私が経験した症例を中心に— 増刊号 5,400 円＋税

No.206 編集企画／伊藤真人
親がナットク！こどものみみ・はな・のど外来

No.207 編集企画／鈴鹿有子
女性の診かた—年齢・病態に応じた治療戦略—

No.208 編集企画／欠畑誠治
中耳・内耳疾患を見逃さない！

No.209 編集企画／竹内裕美
好酸球性副鼻腔炎の効果的な治療法—私の治療戦略—

No.210 編集企画／黒野祐一
もう迷わない耳鼻咽喉科疾患に対する向精神薬の使い方
増大号 4,800 円＋税

No.211 編集企画／佐藤宏昭
老人性難聴への効果的アプローチ

No.212 編集企画／小島博己
かぜ症状の診療戦略

No.213 編集企画／小川 郁
心因性疾患診療の最新スキル

No.214 編集企画／堀井 新
“めまい”診断の落とし穴—落ちないための心得—

No.215 編集企画／太田伸男
口腔・舌病変をみる—初期病変も見逃さないポイント—

No.216 編集企画／鴻 信義
実践！内視鏡下鼻内副鼻腔手術—コツと注意点—

No.217 編集企画／吉田尚弘
わかりやすい ANCA 関連血管炎性中耳炎（OMAAV）
—早期診断と治療—

No.218 編集企画／守本倫子
耳鼻咽喉科における新生児・乳幼児・小児への投薬
—update— 増刊号 5,400 円＋税

No.219 編集企画／松根彰志
ネブライザー療法—治療効果を高めるコツ—

No.220 編集企画／川内秀之
あなどれない扁桃・扁桃周囲病変の診断と治療

No.221 編集企画／曽根三千彦
ここが知りたい耳鼻咽喉科に必要な他科の知識

No.222 編集企画／西野 宏
子どもから大人までの唾液腺疾患—鑑別の要点—

No.223 編集企画／坂田俊文
みみ・はな・のど診断 これだけは行ってほしい
決め手の検査 増大号 4,800 円＋税

No.224 編集企画／保富宗城
子どもの中耳炎 Q & A

No.225 編集企画／喜多村 健
高齢者のみみ・はな・のど診療マニュアル

No.226 編集企画／大森孝一
災害時における耳鼻咽喉科の対応

No.227 編集企画／林 達哉
小児の反復性症例にどう対応するか

No.228 編集企画／鈴木元彦
鼻出血の対応

No.229 編集企画／齋藤 晶
耳鼻咽喉科と漢方薬—最新の知見—

No.230 編集企画／鈴木雅明
子どもの睡眠・呼吸障害—病態・合併症・治療—

No.231 編集企画／松原 篤
耳鼻咽喉科医が頻用する内服・外用薬
—選び方・上手な使い方— 増刊号 5,400 円＋税

No.232 編集企画／平野 滋
せき・たん—鑑別診断のポイントと治療戦略—

No.233 編集企画／内田育恵
耳鼻咽喉科と認知症

No.234 編集企画／山中敏彰
メニエール病—押さえておきたい診断・治療のコツ—

No.235 編集企画／岩井 大
“みみ・はな”私の day & short stay surgery
—適応と限界—

No.236 編集企画／市川銀一郎
早わかり！耳鼻咽喉科診療ガイドライン，手引き・マニュアル
—私の活用法— 増大号 4,800 円＋税

No.237 編集企画／和田弘太
耳鼻咽喉科外来でみる小児アレルギー疾患

No.238 編集企画／梅野博仁
咽喉頭逆流症—診断・治療のポイント—

No.239 編集企画／堤 剛
耳鼻咽喉科領域の痛みのすべて—訴えにどう対応するか—

No.240 編集企画／鈴木賢二
知っておくべき耳鼻咽喉科領域における医薬品副作用

No.241 編集企画／竹野幸夫
“はなづまり”を診る

No.242 編集企画／鈴木光也
小児のみみ・はな・のど救急対応—治療と投薬—

No.243 編集企画／大谷真喜子
耳鼻咽喉科医に必要なスポーツ診療の知識

No.244 編集企画／羽藤直人
耳鼻咽喉科の問診のポイント
—どこまで診断に近づけるか— 増刊号 5,400 円＋税

No.245 編集企画／本間明宏
私の新しい耳鼻咽喉科診療スタンダード
—10～20 年前とどう変わったか—

No.246 編集企画／志賀清人
頭頸部癌免疫療法の最前線

通常号⇒2,500 円+税
※No.202 以前発行のバックナンバー，各目次等の詳しい内容は HP（www.zenniti.com）をご覧下さい．

次号予告

補聴器・人工中耳・人工内耳・
軟骨伝導補聴器
—聞こえを取り戻す方法の比較—

No.248（2020 年 8 月号）
編集企画／神田 E・N・T 医院院長
神田　幸彦

補聴器 update　栢植　勇人
人工中耳—最近の進歩—　大崎　康宏ほか
人工内耳—最近の進歩—　平海　晴一
補聴器の聞こえの特徴とは？　古賀　涼
人工内耳の聞こえの特徴とは？　安岡公美子
補聴器と人工中耳の聞こえの特徴の差　高橋　優宏ほか
補聴器と人工内耳の聞こえの特徴に関する経験と考察　神田　幸彦
目の前の患者にどのようなケースの場合，補聴器を勧めるか　三瀬　和代ほか
目の前の患者にどのようなケースの場合，人工中耳を勧めるか　日高　浩史ほか
目の前の補聴器の患者にどようなケースの場合，人工内耳を勧めるか　鈴木　大介ほか
軟骨伝導補聴器の開発とその後の進歩　下倉　良太
軟骨伝導補聴器と従来の補聴器との違い，目の前の患者に勧めるコツ　西村　忠己

掲載広告一覧

No. 247　編集企画：
池園哲郎　埼玉医科大学教授

Monthly Book ENTONI　No.247
2020 年 7 月 15 日発行（毎月 1 回 15 日発行）
定価は表紙に表示してあります．
Printed in Japan

発行者　末　定　広　光
発行所　株式会社　**全日本病院出版会**
〒113-0033 東京都文京区本郷 3 丁目 16 番 4 号 7 階
電話（03）5689-5989　Fax（03）5689-8030
郵便振替口座 00160-9-58753

印刷・製本　三報社印刷株式会社　電話（03）3637-0005
広告取扱店　㈾日本医学広告社　電話（03）5226-2791